精神障碍模型

一个精神病学教授的批判性反思

[英]彼得·泰勒（Peter Tyrer） 著

仇剑崟 吴艳茹 等 译

中国传媒大学出版社
·北京·

图书在版编目（CIP）数据

精神障碍模型：一个精神病学教授的批判性反思 /（英）彼得·泰勒著；仇剑崟等译. -- 北京：中国传媒大学出版社，2025.5.
ISBN 978-7-5657-3885-2
Ⅰ.R473.74
中国国家版本馆CIP数据核字第2025ND3657号

MODELS FOR MENTAL DISORDER AND WHY THE CONJUGAL ONE IS BEST.Copyright © 2022 by Peter Tyrer Publications, All rights reserved。

Simplified Chinese rights arranged through CA-LINK International LLC（www.ca-link.com）

著作权合同登记号 图字：01-2025-1311号

精神障碍模型：一个精神病学教授的批判性反思
JINGSHEN ZHANGAI MOXING: YIGE JINGSHENBINGXUE JIAOSHOU DE PIPANXING FANSI

著　　者	［英］彼得·泰勒（Peter Tyrer）
译　　者	仇剑崟　吴艳茹　等
责任编辑	曾婧娴
封面设计	济南新艺书文化
责任印制	李志鹏

出版发行	中国传媒大学出版社		
社　　址	北京市朝阳区定福庄东街1号	邮　编	100024
电　　话	86-10-65450532　65450528	传　真	65779405
网　　址	http://cucp.cuc.edu.cn		
经　　销	全国新华书店		
印　　刷	涿州市京南印刷厂		
开　　本	880mm×1230mm　1/32		
印　　张	11		
字　　数	227千字		
版　　次	2025年5月第1版		
印　　次	2025年5月第1次印刷		
书　　号	ISBN 978-7-5657-3885-2	定　价	98.00元

本社法律顾问：北京嘉润律师事务所　郭建平

献给 Swaran 和 Tom
他们拂去了泡沫

目录

译者序

推荐序　和而不同的努力

第一版前言

第六版前言

序一　一个医学故事带给我们的启示

序二　为什么加剧两极分化

第一章　疾病模型
什么是疾病　/ 006

疾病识别阶段　/ 008

疾病模型设定界限　/ 045

基于疾病模型的医生态度　/ 048

强制治疗　/ 050

疾病模型的辩护　/ 053

第二章　精神动力学模型

心理治疗有效吗　/ 062

精神动力学模型的基础　/ 064

精神动力学模型原理与实践的结合　/ 079

精神动力学模型的变化　/ 080

依恋理论与经验的结合　/ 088

精神动力学在实践中会发生什么　/ 093

一个有用的总结　/ 097

第三章　认知行为模型

认知行为模型和其他模型的区别　/ 101

认知行为模型是如何发展起来的　/ 103

将行为主义从实验室推向临床　/ 109

认知行为模型的核心原则　/ 113

检验模型　/ 117

基于正念的认知行为疗法　/ 120

认知行为模型在临床中的实践应用　/ 123

认知行为模型的其他应用　/ 142

对认知行为模型的批评及其辩驳　/ 146

让患者获得掌控感　/ 153

第四章　社会模型

生活事件、社会力量和内源性疾病　/ 162

识别导致精神疾病的社会原因 / 169
社会模型的实践 / 170
用社会模型分析精神疾病的病因和症状 / 173
在逆境中进行调整 / 175
应对社会异常行为的社会政治模型 / 177
用社会模型逆转诊断实践 / 185
社会模型的其他应用 / 193
总结 / 194

第五章 共轭模型
痛苦和障碍的程度 / 204
精神障碍的发展阶段 / 219
其他模型的不足 / 221
分级方法中存在的问题——如何看待患者 / 244
共病及人格障碍 / 248
结论 / 254

术语表
关于作者
关于译者
参考文献

译者序

精神病学是一门研究人类心理障碍、精神疾病病因、发病机制、临床特点和防治方法的学科。它旨在探索人类精神世界，促进人类的精神健康。

自 19 世纪末 20 世纪初，现代精神病学作为一门医学的分支建立以来，围绕它的争议甚至"危机"从未消停。在上世纪 60、70 年代，还出现过反精神病学运动。从精神病学危机的表面来看，可能是精神卫生资源的不足、国家地区之间的发展不平衡，或者分配的问题，也有可能是病因解释模型和临床实践方法的分歧。但所有现象背后都有其必然的本质问题，那就是精神病学如何被定义的及其理论基础是什么。

精神病学是一门类似心理学、社会学或者人类学的社会

精神障碍模型：一个精神病学教授的批判性反思

科学？或者将其界定为更偏向于哲学和历史学的人文学科？一代代的精神病学家贡献出他们的观点，例如卡尔·贾斯珀斯（Karl Jaspers）将现象学引入精神病学，西格蒙德·弗洛伊德（Sigmund Freud）以对精神病理现象的潜意识（深层心理学）分析和治疗为基础，建立了动力性精神病学，随后又发展出诸多心理治疗方法。作为埃米尔·克雷丕林（Emil Kraepelin）的坚定追随者，塞缪尔·古泽（Samuel Guze）在1992年发表檄文，以"为什么精神医学是医学的一个分支？"呼吁精神病学回归医学。他认为，以分析性哲学和科学哲学为基础，通过对大脑深入的科学研究，可以揭示人类的精神现象。

精神病学一直就在那里，从不曾离开。只是如今它来到一个十字路口——究竟是建立在遗传学、神经科学的基础之上，还是覆盖到更广阔的社会和人文学科之中？要回答这个问题似乎不难，现在学术界更倾向于用心智（mind）描述精神现象及功能，心智不同于大脑（brain）。大脑只是人们要研究的对象客体，而心智活动不仅是大脑的功能反映，更是包含主体性（subjectivity）的精神活动，即人类独有的主体体验、意义、能动性等精神方面的活动。

《精神障碍模型：一个精神病学教授的批判性反思》作为资深精神病学家对临床工作的批判性反思，为人们详细介绍了精神病学中的几种主要模型：疾病模型、精神动力学模型、认知行为模型和社会模型。作者力求立场中立，能够客观展现不同模型的观点，有助于读者在阅读时进行独立判断。而作者在本书最后一章提出的共轭模型，则是提倡多模型共存并加以综合的临床实践。

本书自正式出版后，目前已更新至第六版。作者幽默风趣、开放包容，主张辩论和思考，正是他这样立体的性格，使本书成为一本严谨又通俗易懂的科普读物。

祝读者开卷有益。在翻译的过程中，难免会有不尽、不足之处，也敬请读者包涵！

仇剑崟

2024 年 8 月于上海市精神卫生中心

推荐序

和而不同的努力

精神病学作为一个学科，自创立起就经常遭人诟病，其原因很多。但总有同行勇敢地站出来面对这样的挑战，直面那些被人诟病的问题。他们持续地进行反思，希望在已有的学科发展水平下，能够找到一些理解和界定人类精神现象成因的合适模型。这些模型既能够促进人们对于精神病学的整合性的理解，也能够刺激人们一些发散性的思维，同时还能够对精神卫生专业人员的实践有很强的指导意义。

没有一个人是全才。只有每一个人有自己独特的观点和

精神障碍模型：一个精神病学教授的批判性反思

立场，并且旗帜鲜明，才可以引发争论和思考。这本书的作者做到了。

近年来，让我感触越来越深的是第六版作者序中的一段："社交媒体上关于心理健康的评论越来越多。如果专业人士表示出无法成功治疗患者的趋势，或者看起来对那些寻求帮助的人完全没有帮助，那么人们就会通过其他途径取代他们。"目前，由于所有精神卫生专业人员的短缺，通过"自我疗愈"的"经验专家"（即曾经或目前患有某种精神疾病的人）正在建立自己的服务和支持网络。这些是无价之宝，填补了服务的空白。但缺乏关于精神障碍谱系的完整经验，并且有可能形成基于自身情况的具有误导性的模型。因此本书的翻译出版，有助于弥补和应对这些存在的问题。

本书有个鲜明的特点，即让每个模型都展现出自己最好的一面，然后用一两个后手攻击其他模型。这种呈现方式能够暴露不同模型之间的冲突，并且更清楚地识别每个模型的边界。用同样的模型向病人解释，或者用另一种模型反驳，是达成治疗协议的必要前提。

第一个是疾病模型。它用很形象的方式描述了精神病学评估的几个重要方面（病史采集、体格检查、精神检查、临床评估、诊断陈述），并有简洁、生动的专业评估的对答过程，非常契合临床实践的情景和重要的基本功，如在什么情况下需要进一步问哪些问题等。这瞬间让我回忆起我刚做住院医生时的情景，那个时候我有充裕的时间和兴趣去深入接触病人，在上级医生和老专家的指点下如饥似渴地积累着宝贵的临床经验。书中举例通过专业术语"原发性妄想""牵连观念"和"妄想心境"简要生动地描述患者的精神状态到底出现了怎样的异常，把我又一次带回到收治新病人和书写病史的临床情景中，看到自己在教科书中学到的专业术语活生生地在一个个具体的病人身上这样呈现，让我有一种"学到了""受教了"的愉悦感和满足感。有典型案例，有详细的对答呈现，还有系统的总结和分析。精神科医生的临床基本功可以由哪些方面组成，在这一章中充分体现。在当前的临床上，还有可能进行这么细致的实践吗？！

第二个是精神动力学模型。显然这是我很感兴趣的一个模型。尽管这个模型最容易引发人们的争议，但它也是最吸引人的，它不断地激发着人们尝试理解人类复杂的精神世界

精神障碍模型：一个精神病学教授的批判性反思

中的规律。我最关心的是，能否准确理解和阐述清楚这个模型的重要理论观点和实践原则，避免让人们去批评那些已经被曲解的东西。我的这个担心似乎是多余的，作者对这个模型容易引发人们产生哪些误解了如指掌，比如这个模型是否真的过时，为什么精神分析的工作形式会带给人们漫不经心的感觉，为什么精神分析使用的语言让普通人难以理解，为什么精神分析师会认为精神科诊断不是那么重要，等等。动力性思维理解的模型是基于地质学和工程学。"来自内部的巨大压力，被强大的力量压制，在通过阀门时会像熔岩一样喷涌而出"，这样的概念是那个时代的隐喻。作者把潜意识、内在的因果联系、长程治疗的内在逻辑、移情现象、觉察当下感受等精神分析最基本的做法诠释得恰如其分。同时，他还把精神分析发展过程中的分支流派和代表人物做了精妙的归纳。

第三个是认知行为模型。它既有科学性、操作性和丰富的循证证据，又能通过非药物的方式帮助病人，在精神医学领域有着无与伦比的优势。精神动力性治疗师往往强调所看到的行为只是一系列复杂心理过程的最终产物，这些过程涉及意识和潜意识。将异常行为等同于疾病的说法忽略了所有的这些过程因素。但是，我们总是不经意忽略，我们复杂而原始的行为是由许多更小的行为单位组成的，这些行为单位遵循某些既定的规律。做力所能及哪怕是简单的努力，都是在承认和面对：我们在帮助病人克服精神障碍方面是存在局限的。这反而是更加真实的积极，这种顺其自然、为所当为的理念也在第三代CBT（Cognitive-Behavioural Therapy，CBT，认知行为治疗）中很好地体现出来。

第四个是社会模型。这个模型认为精神障碍病人往往受社会影响出现和保持精神障碍状态，许多表面上的精神失常被诊断为精神疾病，实际上可能是暂时的适应不良。在这一章的阅读中，让我印象深刻的一个案例是：一名24岁男子在与女友发生了一场相当琐碎的争吵后服用了过量的安眠药企图自杀后被送往综合医院。他因所在的公司转型被裁而感到毁灭性的打击。为这名年轻人看病的医生是社会模型的支持者，他决定不走传统精神病学的老路"将其送入医院进一步观察"，而是安排这名年轻人加入了一个日间医院工作小组，小组成员都是同样因无法控制的社会环境而丧失能力的年轻人。这名年轻人重返工作环境后，通过自己的态度和行为，增强了自尊心，赢得了尊重，这种方式胜过一千次治疗……

当然，其他模型的治疗师，对于自尊受挫、自体脆弱的案例，也会在开始阶段注意采用热情、正面鼓励并提供实际帮助的策略进行干预。我在阅读到这里时着急了：蜜月期过后呢？如何面对以后必然会出现的一次次理想化破灭？再往下看去时，我有些释然了，作者在后文对这个案例做了不同模型的比较，我心里的那些疑问也有了答案。

第五个是共轭模型。首先，在这一章中，让我印象深刻并且感到诧异的是作者态度鲜明地批评了生物－心理－社会模型。他认为这个模型没有具体的规则，无法回答每个因素何时占主导地位，当它们相互矛盾时如何同时存在？如何指导治疗？同时，他指出"生物－心理－社会模型的倡导者真正追求的是折衷自由，就是根据患者情况进行个性化治疗的能力，这在实践中意味着可以为所欲为"。

接着，他引出共轭模型。他指出：共轭模型并非生物－心理－社会－认知－动力模型或整合模型。并将共轭模型定义为"精神疾病所有系统范式的整体组合，其中每种范式的使用都应与精神障碍的严重程度相匹配"。他说："conjugal 的字面意思是指婚姻，我们都知道婚姻中的伴侣之间的关系会时好时坏，但好的婚姻能将双方维系在一起，并能包容双方的任何分歧。"

此外，这个模型还要求"当某种模型与相应的精神障碍不匹配时，有必要进行全面的检查"。这是作者独创性的模型提法。在前面章节的阅读中，作者几乎让我完全相信他有这种能力。是否这样呢？读者读后最有发言权。

张海音

2024 中秋于上海

第一版前言

精神病学还不是一门真正的科学。它包含了从社会学到生物化学的一系列学科，而这些学科又是从不同的角度进行研究的，通常条理不是那么清晰，外行人也就很难知道其事实、理论和观点分别是什么。为了解释精神病学，我认为有必要使用一些模型，为从业者提供某种一致的方法证明其治疗或调查的合理性。这些模型设计新颖、独特精巧且令人信服，但没有一个是全面的。尽管这些模型对思想和实践有着重大的影响，却也引发了精神病学界的大量争论。

这本书用直截了当的语言描述了精神病学中使用的主要模型，它们分别是生物（疾病）模型、精神动力学模型、认知行为模型和社会模型。每种模型都有自己的主张，并展示了自己的理论依据，能够在面对其他模型的批评时为自己辩护，而读者则可以根据自己的理解，确定它们的辩护是否成功。

在本书的最后一章，被称为"相关模型"的综合模型展示了每种方法是如何在精神疾病病程的不同时期使用的。这一模型澄清了精神病学专业人士的想法，并向社会工作、心理学和医学专业的学生解释了冲突和困惑产生的原因——不同模型的主张者从不同角度开展讨论。这将有助于人们更好地理解精神病学，并激发人们对这一学科的思考，毕竟这一学科是基于经过验证的理论和观点发展而来的。

这不是一本教科书，这是需要事先做出解释的。书的末尾给出了关键的参考文献资料，以及精神病学术语表，便于读者能够清晰地看到术语的使用及存在差异的原因。在掌握了每种模型的基本特征后，读者应该能够快速识别心理健康专业人员正在使用的是哪种模型。大多数人认为自己是折衷主义者，会在实践中借鉴每种模型的合理之处处理问题。事实上，很少有人会完全没有偏见地选择一种方法。

我们的书将帮助学生认识到，严格遵守一种标准模型会

第一版前言

导致使用者对精神障碍的看法变得狭隘，从而阻碍多学科方法的应用，而多学科方法是良好实践的重要组成部分。最后，我们相信在读完这本书后，学生们会受到激励，能够更好地理解这门以"并不清晰"而闻名的医学学科。在模型被不明智地使用时，他们会像辩论者一样向同事和老师提出挑战，并与之进行互动。

彼得·泰勒

德里克·斯坦伯格

1986 年 12 月

第六版前言

自 2013 年这本书的第五版出版以来，精神疾病的模型被彻底颠覆。过去的一切在现在看来似乎都已过时，不再合适。许多新模型如雨后春笋般涌现，有些很实用，有些并不连贯一致，而有些则带有愤怒之意。

是否意味着这本书不需要再版了？绝对不是。在本书第一版中，被称为"整合模型"或"相关模型"的那种模型，已改为"共轭模型"。这比以前的版本更有意义。这一模型的价值得到了强化，因为它已经被证明是能够接受所有批评的模型，并且非常适用于临床实践。但其真正的价值还是要由读者自己判断。

这个版本也是对最近人们提出的一些疑问做出的回应：

精神障碍模型：一个精神病学教授的批判性反思

为什么生物–心理–社会模型不再是合适的模型；为什么社会–政治模型更适合国会大厦，而不是社区精神卫生团队；为什么权力威胁意义框架（Power Threat Meaning Framework，PTMF）会被批评声打败；为什么所有版本的医学模式都已经过时；为什么我们应该停止将创伤模型作为一切问题的答案。反精神病学和研究领域标准（Research Domain Criteria，RDoC）模型，作为并非最早提出的模型而很少受到人们的关注。太多这样的模型始于一个好的观念，却在普及后越过了它们原有能够解释的界限。

我要感谢罗莎琳德·瓦茨（Rosalind Watts），帮助我理解心理学家的想法；感谢安娜·奇塔姆（Anna Cheetham），为贝塞尔·范·德·科尔克（Bessel van der Kolk）辩护——尽管他是错的；感谢我的妻子海伦（Helen），在长时间写作后仍没有忘记给我喂食；感谢哈米什·肖特海尔（Hamish Schorthair），为我提供精神支持和文学思想；感谢莱斯·莫里（Les Morey），让我了解了福尔茨–贝德福德（Foulds-Bedford）精神障碍分级法；感谢尼克·克拉多克（Nick Craddorck），允许我大量引用他的作品；感谢罗伯特·肯德尔（Robert Kendell）一家，让我想起了一位杰出的诊断学家；感谢安德鲁·斯卡尔（Andrew Scull）给我提的建议，并补充了关于托马斯·奇弗斯·格雷夫斯（Thomas Chivers Graves）的信息；感谢罗伯特·范·沃伦（Robert van Voren）提供了他对东欧社会文化精神病学的见解。

最后，我要感谢伯明翰爱德华国王学校的黛比·麦克米伦（Debbie McMillan，副牧师）的特别帮助。她负责学校里的心理健康服务。她为第五章提供的素材，是她为学生提供干预和支持的一个成功创新的项目。

不幸的是，我不得不和德里克·斯坦伯格（Derek Steinberg）的漫画说再见，他是这本书前四版的宝贵合著者。但是，他的作品仍然闪耀着光芒，让我为之欣喜和骄傲，并永远记着他。即使再好的漫画，也需要不断更新。显然许多参考文献已经不再那么相关了，是时候对它们进行更新了。

任何存在的错误，肯定会有一些错误，都是我一个人的责任。

彼得·泰勒
2021 年 12 月

序一

一个医学故事带给我们的启示

我们没有心脏系统、神经系统、呼吸系统疾病的模型，也没有任何其他身体疾病的模型。为什么我们需要精神障碍模型？因为这种模型概括了如下大部分情况，并很少引发人们的争论：

- 身体不适的物理表现、症状和体征，是由于身体内部的异常（通常在特定器官的功能或结构上）造成的，被称为疾病；

精神障碍模型：一个精神病学教授的批判性反思

- 所有的疾病都有症状，虽然并不是一开始就有症状，但总会不时地表现出一些症状；
- 大多数疾病可以通过特定的检查确诊，特别是组织检查（组织学）、血液检查和放射技术（如 X 光、扫描）。

但在精神健康方面，我们没有这样的"疾病"。我们有症状、主诉和消极的感觉，却找不到任何身体方面的异常可以合理地解释它们，当然前提是要排除某些器质性问题导致的障碍。让我们想象一下，在老虎机上玩游戏，当你赢得头奖时，三组符号——通常是水果或扑克牌——都出现在一排。老虎机对号码的随机控制，就像医生对患者的评估，医生通常也可以像老虎机一样有控制地"中头彩"。医生与患者交谈，并听取患者的忧虑（第一组樱桃出现——症状）。随后进行身体检查，并收集更多信息（第二组樱桃出现）。最后进行一项或多项检查，几天后检查结果出来，证实医生对这种疾病的推断（所有三组樱桃排成一排，中头奖了）是对的。

没有人质疑这种方法，因为检查结果才是证实患者是否患有疾病的一种独立标志，不会被质疑。现在我们以同样的方式来看看精神病学。在医生从患者那里了解病史并进行精神状态检查之后，就像老虎机上的前两组符号的出现，医生就会做出疑似诊断。但此时老虎机卡住了，第三组樱桃（水果）不再出现，就像检查结果并不存在生理性的健康异常。此时，即使医生使尽浑身解数，也无法确认最终诊断。

这并没有阻止精神科医生的尝试，他们已经从神经科学、遗传学、行为心理学、放射学和药理学等领域寻找答案，但没有一个能坚持下去，并得到想要的答案。过于严格地遵循医学模式，确实存在风险。我们可以通过托马斯·奇弗斯·格雷夫斯的案例，得到一些启示：

托马斯于1883年出生于剑桥郡。他是著名的奇弗斯果酱创始人奇弗斯·格雷夫斯的孙子。但家人与奇弗斯·格雷夫斯关系并不密切，因此其成功与他们无关。如果他们富裕一些，可能托马斯就不会从事精神病学了，因为他真正想做的是一名外科医生。1914年，他获得了标准外科学位（Fellow of Royal College of Surgeons，FRCS），希望自己成为一名外科医生。但战争结束后，他意识到没有足够的经济基础支持

精神障碍模型：一个精神病学教授的批判性反思

自己成为一名外科医生。于是，他做出一个关键决定，转向精神病学，因为那里的晋升速度更快。不久之后，他成为伯明翰两家大型精神病院——鲁伯里山医院（Rubery Hill Hospital）和霍利摩尔医院（Hollymoor Hospital）的医疗主管。他仍然受他最初接受的心脏外科训练的医学模型（精神疾病肯定有其生理病因）的影响，既然他是精神科医生，他就会找到相关证据。

没过多久，他和来自新泽西州特伦顿（Trenton）的精神病学家亨利·科顿（Henry Cotton）一起合作，并找到了这个答案。他们认为，精神疾病一定是对身体其他部位的疾病的反应，现在被概括为"自体毒性"和"局灶性败血症"。科顿曾在欧洲和约翰斯·霍普金斯医院（Johns Hopkins Hospital）接受训练，他是那里20世纪早期美国精神病学的主要人物——阿道夫·迈耶（Adolf Meyer）的学生。迈耶认为，大多数精神疾病是一种心理生物学反应，并取决于个体的人格。科顿和托马斯则更进一步，他们认为这是由身体其他部位的潜在感染导致的。

科顿充满热情并迫切地做出一个决定。首先，他把患者的牙齿拔掉，他认为这是引起局灶性败血症的明显原因。在他看来，如果这不能治愈精神疾病，他会切除患者的扁桃体、睾丸、卵巢、阑尾、胆囊、脾脏和结肠。在他眼里，没有什么是神圣不可侵犯的。或许托马斯想再次成为一名外科医生，他迫不及待地以同样的热情接受了这一理论。他是一个比科顿更好的政治家，尽管他没有像科顿那样把这个理论发展得那么浮夸，却更深入地运用了这一理论。20世纪20年代，医学界希望精神病学成为自己体系的一部分，这也是实干家托马斯的想法。在大多数精神病院，除了监护之外并没有其他服务或工作。所以当鲁伯里山医院新建了一个手术室，牙科医生、外科医生（尤其是那些做肠道手术的）、妇科医生和耳鼻喉科医生变成这里的常客时，人们兴奋不已。

这一过程伴随着大量的宣传。伯明翰市议会的精神病院委员会对这个行业的领导者印象深刻，伯明翰大学的副校长吉尔伯特·巴林（Gilbert Barling）爵士帮助托马斯在大学建立了一个精神健康研究部门。但研究对象不是精神疾病，而是外科手术。在20世纪20年代末和30年代，扁桃体切除术、全牙拔牙、阑尾切除术和其他类似的手术在医院里成为

精神障碍模型：一个精神病学教授的批判性反思

治疗抑郁症和精神分裂症的常见手术。医院保持严格的卫生环境标准，希望所有外来细菌都能被清除。托马斯的声望如日中天，他最终被任命为伯明翰市政公司控制的所有精神病院的首席医疗官。1940年，他当选皇家医学心理学会的主席，并在接下来的四年中继续任职，比其他任何主席的任期都要长。

所以，在大家看来，托马斯的确像在老虎机中了头奖。可是把精神疾病当作一种生理疾病，完全是无稽之谈。他和其他许多人都愿意相信，局灶性败血症是许多精神疾病的诱因。如果真是这样，是可以消除精神疾病和精神病院的耻辱的。但他们都忘了科学的规则，没有人对照人群进行对比研究，似乎没有人考虑不必要的手术的安慰剂效应。众所周知，这些手术是重大的，大多数被切除的阑尾是完全正常的。

托马斯在77岁时于伯明翰去世，直至最后一刻他仍然相信自己是对的。他不明白为什么没有人愿意出版他关于局灶性败血症的10万字传记。他的案例是对所有尝试涉足模型的人的一个启示。当精神病学和普通医学过于分离而受到攻击，并被认为应当成为与神经科学相关的神经病学分支时，托马斯的例子便是一个警告。就他在精神病学界极端的做法而言，他还不如回到自己的家族事业根基，创造更多的果酱销量，至少他能准确地在罐头上标明生产成分。

序二

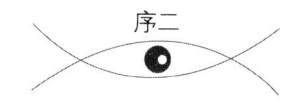

为什么加剧两极分化

为什么近年来观点变得如此两极分化？有三个可能的原因值得描述。

第一是普通精神病学的消失，因为它已经被不断细分出来的专业化入侵。很少有精神科医生或其他健康专业人士能治疗所有的精神障碍。当你只看到谱系的一个部分时，你很容易认为这部分适用于所有人，即使你可能没有处理精神疾病的全部病理经验。

第二是我们对精神疾病的后果越来越不抱幻想。对进步的乐观预测已经频繁出现，包括清理"蛇坑"[玛丽·简·沃德（Mary Jane Ward）在1947年用这个词描述美国的精神病院]、扩展物理治疗（即药物和ECT）、了解精神分裂症和其他主要精神病的遗传基础，以及扩大社会精神病学的范围，这样所有的污名都可以消除，精神病患者可以被接受为正常变异的一部分。不幸的是，这些都没有实现。尤其令人难堪的是，我们在精神病院的入院流程中越来越多地使用了强制手段。自20世纪80年代以来，这种现象在英国增加了两倍。并且，这种增长是发生在人们对精神病患者表现出更大容忍度的时候。

现在，在大多数西方国家，这种强制管理正以每年5%左右的速度增长。一旦我们停止自愿治疗，我们就会让我们的患者"感到失去人性和被忽视"，而我们也会失去作为治疗师的声望。

第三是社交媒体上关于心理健康的评论越来越多。如果专业人士表现出无法成功治疗患者的趋势，或者看起来对那些寻求帮助的人完全没有帮助，那么人们就会通过其他途径取代他们。目前精神卫生专业人员短缺，而新冠病毒的大流

序二
为什么加剧两极分化

行又加剧了这种短缺,"经验专家"(即曾经或目前患有某种精神疾病的人)正在建立自己的服务和支持网络。这如同无价之宝填补了服务的空白。由于他们缺乏关于精神障碍谱系的完整经验,如果让他们单独工作,难免会基于自身情况形成具有误导性的模型。**这本书的目的之一就是拓宽人们对心智模式的认识,使相关者远离纷争,从而达成某种和谐。**

如果说目前的精神疾病模型已经接近无政府状态,这未免有些夸张,但离无政府状态也不远了。在我写这本书的第五版的时候,我希望它是最后一版,因为2013年人们的立场似乎达成了一定程度的默契,对现有模型的某种融合感到满意。更具体地说,人们不会一股脑地攻击其他模型。现在,有很多人质疑精神疾病的基础,并在一些社交媒体和强大的反精神病学队伍的怂恿下,对所有与自己不同的方法感到愤怒。

从过去整体从业者的情况来看,他们更倾向于信仰折衷主义。兼收并蓄的从业者声称,他们对每个临床问题都做出了深思熟虑的判断,并采用了适当的模型辅助自己判断。但是兼收并蓄的另外一层意思是"被添加",虽然这听起来令人

精神障碍模型：一个精神病学教授的批判性反思

印象深刻，但它既没有描述一种模型，也没有描述一种哲学。在实践中存在一种危险，即折衷主义者追随公认的或潜意识的偏见，却不了解这些意识是什么。真正的危险存在于模型从治疗开始反向工作的过程当中。治疗师会快速地做出决定，却罔顾药物、咨询、正式的心理治疗或其他潜在问题，盲目地认定某种治疗方法是正确的，便跟随其相应的模型。这是错误的，模型应该驱动治疗，而不是反过来。如果治疗占了上风，就是允许了不需要给出充分治疗理由的"奢侈"改变。这与业余爱好相差无几，采用不同模型有针对性的治疗，几乎成为一种心血来潮的决定。

因此，在你进一步阅读这本书之前，我要求你以一种完全开放的心态来阅读下面的章节。在接下来的四章中，你一定会找到你同意的元素，以及你讨厌的元素。当你觉得某一种模型没有满足你的期望，甚至想把这种期望更强烈地表达出来时，最后一种模型——共轭模型，将会消除你因过度的热情和怀疑产生的烦恼。

在这里，我特意采用了一种对抗性的方法解释精神障碍的原因、病理和治疗，以及说明其用法，每种模型都在不受

序二
为什么加剧两极分化

限制地为自己说话,这就是现实。每种模型都展现出自己最好的一面,然后用一两个后手攻击其他模型。这种能够暴露不同模型之间冲突的呈现方式,倒是让我们更清楚地识别每种模型的边界。

长期以来,人们一直在争论精神疾病的模型,以及哪种模型最有效,这一点儿不让人惊讶。1974年,米利亚姆·西格勒(Miriam Siegler)和汉弗莱·奥斯蒙德(Humphrey Osmond)描述了六种不同的模型:医学模型、道德模型、精神分析模型、家庭模型、阴谋模型和社会模型,并大力支持医学模型。自那以后,我们已经走过了一段很漫长的道路。而你会在阅读本书时注意到,在这本书里,通常避免使用医学模型这个术语。布坦斯尔(Bursten)曾明确指出,在某种情况下"医学"这个词是令人困惑和不必要的,它给予从业者(医生)的关注多于其自身的表述。而且它非常过时,因为我们知道现在大多数精神疾病从业者都不是医生。生物-心理-社会模型是近几十年来最流行的模型,由乔治·恩格尔(George Engel)巧妙地引出,现在也过时了。

自从1986年这本书的第一版出版以来,心理健康服务的

精神障碍模型：一个精神病学教授的批判性反思

使用者已经获得了巨大的力量和知识，他们也会对这个版本感兴趣。我希望他们读这本书。因此，我尽可能地避免使用术语。我知道我不会完全成功。但多年来，我已经把这本书发给了许多我试图帮助的人，以找出那些妨碍良好沟通的不必要的词汇。临床研究中最常见的短语之一是"知情同意"，描述了参与者对正在进行的工作有着充分的理解和同意，并签署相应的文件。如果精神卫生工作者也需要得到治疗对象的"知情同意"，他们会成为更好的从业者。如果有限制地仅分享一小部分治疗原因，也并非最佳活动。理想情况下，工作者应该向患者解释治疗所使用的模型，以便患者在参与中获益，这才是"知情同意"的真正基础（Steinberg，1992）。倾听患者，是模型开发的第一部分；用同样的模型向患者做出解释，或者用另一种模型进行反驳，是达成治疗协议的必要前提。

现在，我想让读者想象一下：首先，你们看到一群想在一场关键的心理健康表演中扮演主角的演员，每个演员都有充分展示自己才能的空间。如果由你决定让谁主导这场演出，还请阅读本书，更要记得阅读第五章之后的内容。

第一章
疾病模型

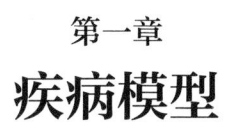

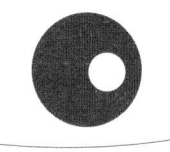

第一章
疾病模型

> 物理方法的主要主张,即假设精神障碍归因于生理的改变。这是一个实用的工作假设。这个主张已经取得了巨大的进展,并且似乎将会有更大的进步。它与生物学进展的主要方向一致。这是精神病学的归属。
>
> ——艾略特·斯莱特(Eliot Slater)

这是一段关于职业信念的声明,这听起来非常合理。这篇文章写于精神分析在精神病学领域备受关注的时代。任何精神的异常最终都必须归因于神经系统的某种病理生理功能失调。如果我们能够阐明这一点,这将有助于我们理解并促进其修正。

精神障碍模型：一个精神病学教授的批判性反思

几年前，英国推出了一项名为"新工作方式"的政策。这是一项得到英国皇家精神科医学院（The Royal College of Psychiatrists）和英国国家心理健康研究所（The National Institute for Mental Health in England）支持的倡议。在这项倡议中，精神科医生的职位被降级为"团队成员"。当然，这被奥威尔式的官腔说法（Orwellian Newspeak）描述为"分布式职责和领导的新模式"。其实这种表达方式明确了精神科医生作为专门治疗精神疾病的医生的特殊技能降级了。这项倡议强调："就像职业治疗师就患者的日常活动向我们提出建议一样，我们可能也需要精神科医生不时地就其诊断发表一些意见。"

不出所料，这一消息并没有得到那些支持疾病模型的精神科医生的认同。他们认为，精神疾病实际上是一种脑部疾病，从业者需要由接受过相关学科训练、掌握特殊知识的专业人员承担。因此，37位精神科医生聚集在一起，撰写了一篇特别的文章，将其发表在《英国精神病学杂志》（British Journal of Psychiatry）上。这篇文章以"敲响英国精神病学的警钟（A Wake-up Call for British Psychiatry）"为题，明确提出了精神科医生在评估患者时应该要做的事项。尽管作者们

第一章
疾病模型

并没有特别提倡疾病模型,但是他们确实抓住了问题的关键,正如你会注意到的那样,他们慷慨地建议,还应多考虑其他方法。除非你真正了解疾病并得到了专业任职医生的认同,否则你不能仅凭其他医疗专业人员"可以"进行适当的心理健康评估的可能性,就制订一系列的治疗计划。以下两段是他们提供的部分论据:

"精神病学是医学专业领域的一门学科。我们认为,精神病学应该像其他医学专业领域一样,当全科医生确信不需要进行精神科评估时,应该直接转介相关的非精神科专业人员。如果全科医生对诊断或治疗不明确,则应由团队中技术最熟练、经验最丰富的专业人员——精神科医生对患者进行评估。这类似于某些背痛的治疗,在很多全科医生确定不需要骨科的医学意见的情况下,就会直接转介物理治疗师或其他治疗师,比如骨疗医师或脊椎指压治疗师。但是,对于严重、顽固或复杂的病例,则应转诊骨科,以便骨科的医生进行评估,并排除或处理病因,以确保诊断的准确性,将瘫痪等并发症的风险降至最低,从而提高患者的生活质量。

"在精神病学领域,精神科医生接受过躯体和精神疾病的诊断培训，他们有能力综合考虑躯体、精神和社会因素后做出诊断，并在适当的情况下建议采取一种或多种可能的医疗手段。与其他医学专业领域一样，初步评估也可能需要团队中其他非医学成员投入精力，可能包括相关的医学检查，如血液化验或成像检查。在许多情况下，作为临床团队的领导者，精神科医生会通过评估得出结论，认为最合适的治疗方法是由团队中拥有最佳技能的成员提供心理或社会干预。这种方法可以让患者在训练有素的专业人员进行的全面、广泛的评估中受益，尽早接受最合适的治疗。"

本章的其余部分对这一论点进行了补充，最大的优势在于，借鉴了2000多年以来医学界对疾病模型的经验。

什么是疾病

"精神疾病"这个名称，用"心理健康问题"这样委婉的词语称呼它，只是一种暂时的伪装。"疾病"意味着人的正常功能受到了根本性的损伤，而不仅仅是正常的偏离。疾病模型认为，精神功能障碍是物理和化学变化的结果，主要发生

第一章
疾病模型

在大脑，有时也发生在神经系统的其他部位。这种模型在过去的1000年中，为普通医学提供了非常好的服务，并且在过去的200年中取得了巨大的进步。除非有人指出，精神疾病的疾病识别规则与其他疾病不同，否则我们需要采取同样的方法。因此，我们不得不得出这样的结论：所有的精神疾病都会导致功能受损，身体的一个或多个部位已发生病理变化。

在这种情况下，斯卡丁（Scadding，1967）对疾病的定义是："疾病是一组生物体所表现出的异常现象的综合体，这些异常现象与特定的共同特征或一系列特征有关。由于这些特征与同一物种的正常情况不同，使得它们在生物学上处于不利地位。"这一定义同样适用于生理和精神疾病，因为它为疾病设定了界限，这是非常重要的。在精神病学领域，人们对正常的痛苦充满忧虑，将其医疗化，会不必要地引入新病症，比如"晚黄体期功能障碍"（对于一般人而言，即经前期综合征）和"社交焦虑症"（有点害羞）等。尽管这些病症在生物学上并不一定是不利因素，但它们会悄然地融入正常的健康变异中。而精神病学中的疾病模型，可以帮助我们确定哪些疾病不适合进行心理健康干预，超出了其治疗范围。

疾病识别阶段

疾病识别基本上可分为四个阶段:

(1)描述疾病的症状和主要特征(临床综合征)。

(2)确定病理(即疾病引起的结构或生物学变化)。

(3)研究综合征的病程(自然史)。

(4)确定一个或多个原因。

该模型包括根据疾病的病理和治疗后的结果(预后)进行管理的建议。但是,当其他阶段都得到了恰当的阐释时,这些阶段就会自动推进。只有精神疾病的四个原则(表1.1)都被接受,这些阶段才会被认为是合乎逻辑的。

表 1.1 疾病模型的四个原则

* 精神病理学总是伴随着病理生理学
* 这种病理学的分类方法将精神疾病划分为不同的障碍,这些障碍具有共同的特征
* 精神疾病是一种障碍,在生物学上是不利的
* 精神疾病的病因可以通过其生理后果进行解释

第1阶段——识别临床综合征

临床综合征的识别,几乎总是疾病识别的第一阶段。首

先要注意"体征和症状的关联"。体征是指观察到的异常或检查时发现的异常,症状是指主诉或感觉到的功能变化。因此,某些症状,如食欲不振和乏力,或客观体征,如脉搏加快和甲状腺肿大,往往与某些疾病有关。一旦医务检查者注意到这种联系,就会发现其他症状或体征,直到找到完整的综合征。两种症状或体征的持续关联可能是偶然发现的,三种症状或体征可能意味着真正的关联,而四种症状或体征则会证实这一点。观察是正确识别综合征的标志,并取决于医生的临床技能。起初,综合征的不同要素可能没有显著的意义,一旦某种综合征达到了疾病的状态,就必须对所有要素进行考虑。17世纪的托马斯·西德纳姆(Thomas Sydenham)与18世纪的理查德·布莱特(Richard Bright)等医生是医学检测者的杰出代表,他们发现了新的重要综合征。与现代医生不同的是,他们没有借助实验室技术帮助自己完成任务。精神病学在实验室方面并没有比18世纪走得更远。由于许多"疾病"都具有临时性的特点,一旦它们的真正性质被解释清楚,就需要将当前的几种联合诊断(通常称为共病)结合在一起。

精神障碍模型：一个精神病学教授的批判性反思

阿瑟·柯南·道尔（Arthur Conan Doyle）以苏格兰著名医生约瑟夫·贝尔（Joseph Bell）的临床技能为原型，塑造了一位伟大的虚构侦探夏洛克·福尔摩斯。约瑟夫·贝尔以善于从别人未曾注意到的蛛丝马迹中诊断病情而闻名。他经常在给医学生上课时，兴致勃勃地展示他发现的一些蛛丝马迹。因此，"这是很基础的，我亲爱的华生"这句经典语句很可能来自这样一个戏剧性的教学环节——一个倒霉的学生被用来衬托这位伟大的诊断专家了。

一些医生通过临床观察（和问询）发现了一些疾病，这些疾病可能在许多年后才被证明具有疾病模型的其他属性。例如，急性布莱特病（Acute Bright's disease）是一种肾脏炎症（肾炎），在180年前被首次描述。当时，布莱特怀疑发烧、脸部和手部肿胀、尿少或没有排尿（无尿）的综合征很可能涉及肾脏，即使到他将所有临床症状联系在一起时，这种疾病也无人知晓。多年后，人们发现显微病理学（肾脏某些结构，如肾小球的炎症）和病因（对某些菌株，如溶血性链球菌过敏）后，才知道了这个疾病，但正是布莱特引起了科学界对这一问题的关注。

随后，临床综合征被细化为诊断，而诊断实际上是综合征的代号。因此，当医生们在一起讨论一名甲状腺毒症［格雷夫斯氏病（Graves' disease）］患者时，他们会用一两句话告诉对方，这名患者患有一种综合征，很可能包括甲状腺肿大（甲状腺肿）、非典型面容、体重减轻、异常颤抖、特殊眼征、心跳加快、反射速度加快和精神紧张。只有其他检查（通常在实验室进行）都与当前所讨论的疾病一致时，才能确诊为某种疾病。在整个诊断过程中，最重要的一环是对患者的临床评估，而临床评估可以独立于实验室检查结果。

识别

临床综合征主要从患者详细的病史和仔细的体格检查中得出。病史提供了有关主诉可能性质的强有力线索，因此医生在进行检查时要特别注意某些特征。由于病史可能不可靠或遗漏重要的变化，医生应始终进行全面的体格检查；即使从病史中发现了预期的异常，如果不对所有系统进行检查，也可能会遗漏其他异常体征。

询问病史

每个医学生在接受培训的早期阶段都会学习这种基本方法，这也是公众所期望的。遵循疾病模型的精神科医生在评估精神症状时采用的方法与评估躯体症状的方法非常相似。第一阶段是仔细询问病史，要比一般的病史更加详细，通常也需要更长的问询时间。不仅对患者的背景、个人史和家族史以及诱因事件进行评估，还要评估相关的躯体疾病史和精神疾病史。无论采用哪种模式，精神科医生在对病人的情况进行评估时都必须考虑整个人的情况。由于他们通常会考虑可能出现的综合征的复杂性，所以他们可能会显得不近人情，没有意识到由此引发的患者的痛苦。

过去，优秀的临床医生都非常清楚与患者良好互动的重要性，这主要得益于那时人们的知识匮乏，找不到特别有用的干预措施。事实上，正如乔纳森·米勒（Jonathan Miller）博士在关于医学史的电视演讲中指出的那样：在1900年之前的医学实践中，除了巧妙地使用安慰剂（不会造成任何伤害。尽管效果是暂时的，但会让人感觉这是更好的干预）之外，几乎没有任何有效的治疗方法。

现在，尽管每一位医生都在努力学习沟通技巧的重要性，但在关注疾病时，并不总是有必要采纳通常所说的"整体方法"的所有原则。比如，当你向医生咨询如何切除手指上的疣时，如果医生询问你的个人生活和性生活的一系列问题，你可能表示异议，毕竟些信息与切除疣无关。

遵循疾病模型的精神科医生有时会受到批判，因为他们没有把患者当作一个人，而是将其视为一个"病例"。这种批判在其他医学分支领域中也很常见，其实只有当医生因评估不足而错误地对待问题时，这种批评才是合理的。将精神障碍视为脑部疾病的精神科医生不能忽视患者的过去和现在的全部病史，因为这些病史能提供有关精神障碍性质的重要线索。与遵循不同模型的同事相比，其不同之处在于：他们对患者所问的问题更加形式化，从而忽略了面谈中的互动部分。面谈被视为获取信息的一种实践，而非建立重要的人际关系的第一阶段。

检查患者

体格检查的方式与其他医疗情况相同，是对每一位精神病患者进行评估的重要部分。只有少数精神疾病会有明显的异常体征，体格检查可能无法提供更多的信息。因此，有些精神科医生对体格检查并未足够重视，他们认为自己仅仅是精神健康方面的专家。这让相信疾病模型的精神科医生十分恼火。已故的理查德·亨特（Richard Hunter）医生是疾病模型最坚定的支持者之一，他用犀利的语言抨击了这种观点："精神科医生不像其他医生那样诊断患者。他们摒弃了自己的四种感官，完全靠耳朵来判断。"体格检查或实验室研究将医学从猜测和理论转变为事实和科学，只是这种适应新目的的无接触技术遭到了唾弃或反对。

亨特认为，他们转移了人们对深入研究患者心灵的注意力，并妨碍了融洽的关系（Hunter，1973）。这是一个有趣的观点——以正式的方式谈论症状和系统地检查身体似乎并不是与患者建立良好的关爱和分享关系的最佳方式。然而，在疾病模型中，这却被认为是必不可少的，因为它可以避免遗漏即使是最完美的专业关系也无法发现的重要病理体征。

同样的原则也适用于精神状态检查。虽然实验室和其他独立的测试无法证实临床发现，但目标仍然是科学客观性。精神状态检查与体格检查的作用类似（表1.2）。精神科医生可能从病史中获得线索，知道精神状态的哪些部分可能异常，但依旧必须执行整个流程，因为病史可能不可靠，也可能有人试图掩盖精神障碍。医生从精神状态检查中获得的信息仍然不是完全客观的（"软"和"硬"这两个形容词常用来描述资料质量的差异），但仍比病史可靠。

表 1.2　精神状态检查和体格检查的相似性

* 对每个器官系统进行系统检查
* 对行为、语言、思维和认知进行系统的精神检查
* 异常发现（如高血压、肝肿大）的简要概述
* 用简要的术语来描述异常发现（如夸大妄想、思维奔逸）
* 检查完成后即可做出临时诊断
* 完成检查后制定诊断方案

报告发现

就像其他医生用正式的术语描述检查时的异常特征一样，精神科医生也要用正式的术语描述精神状态的异常特征。比如，用"全身淋巴结肿大"描述全身淋巴结肿大，这被称为描述性精神病理学或现象学，其发展在很大程度上要归功于卡尔·贾斯珀斯（Karl Jaspers）的研究成果。访谈者试图尽可能客观地描述其在检查中发现的异常心理特征。这样，他

们就能以一种翔实、简洁和准确的形式对检查发现进行总结。当然，这绝对不是一种怪异的评估方法。精神病理学是对医学问题进行正式描述的学科，其中必然涉及一些专业术语。帕特里夏·凯西（Patricia Casey）和布伦丹·凯利（Brendan Kelly）在其优秀著作《费希临床精神病理学：精神科疾病的迹象和症状》（*Fish's Clinical Psychopathology: Signs and Symptoms in Psychiatry*）一书中，将这一学科定义为"心理和精神症状的科学和研究"。与普通医科医生不同，虽然精神科医生无法观察到疾病的体征，却可以获得心理状态问题的准确报告。普通医科医生可以指出肝脏肿大，而精神科医生则可以识别出不知从何而来、与事实背景毫无关联的强烈信念。例如：鲍里斯·约翰逊（Boris Johnson）是火星人；你通过观察他的头发做出这样的判断，称为"原发性妄想"。这样的描述需要定义（参见本书的术语表），这些定义共同构成了现象学。仅仅记录异常的存在是不够的，还需要对其进行鉴别，就像普通医科医生在描述肝脏肿大（超大肝脏）时，需要说明肝脏在肋缘下方增大了多少指宽，是硬性的还是软性的，是光滑的还是结节状的。

第一章
疾病模型

例如，在现象学中，将"发生在你身边的事件，以及广播和电视节目都与你有关"的判断称为"牵连观念"。同样，精神分裂症早期常见的困惑和不确定感，会让患者怀疑有重大事件正在发生，自己却无法识别出来，这被称为"妄想心境"。这些术语的使用大大简化了精神病学的描述。经验表明，患者异常精神功能的种类相对较少，其中某些现象学元素会反复出现。（这些元素的完整列表参见本书的术语表。）

以这种方式收集信息的主要缺点与询问病史一样，需要患者的配合，并在很大程度上取决于精神科医生对患者所说内容的解释。虽然精神状态检查的一个重要部分是在询问病史和检查过程中对患者进行观察，但这很难单独评估一个问题。因此，对于沉默不语和不合作的患者，有必要采取特殊的程序。尽管如此，通过将患者的主观信息形式化，精神科医生可以用几句话概括疾病。他们很少能像他们的医学同行那样用一个词就做出诊断，但他们的等效"诊断表述"，是他们能够传达结论的最简洁有效的方式。

让我们看看在实践中是如何操作的。首先，我们浏览教给学生的"病史采集"的典型格式，其中我们使用了疾病模型（表 1.3）。这就好比我们从最初阶段开始建造房屋。

表 1.3 使用疾病模型进行评估的标准程序与建造房屋类比

建筑项目	精神病学评估
准备场地	采集病史
安放基石	体格检查
建造房间	精神状态检查
装饰和抹灰	实验室和其他客观检查
房地产经纪人的规格	诊断表述

采集病史时需要收集哪些信息

卡梅洛·阿奎利纳（Garmelo Aquilina）和詹姆斯·华纳（James Warner）对精神病学中这一重要评估组成部分所需的基本技能进行了值得赞赏的总结。为了更好地采集病史，评估员应做到：

（1）在态度和方法上不评判；

（2）对患者及其关注的问题感兴趣；

（3）倾听患者说话内容以及他们是以什么方式表述的；

（4）观察患者的外表和行为；

（5）专注于访谈的目标，但也要有灵活性；

（6）控制访谈过程，但也要允许患者自发发言，鼓励讨论困难的话题或感受，阻止患者谈论不必要的细节或偏离主题；

（7）对自己和患者的感受保持敏感，觉察到患者对自己的感受以及自己对患者的影响。

最后一点因其妨碍了逻辑思维，有时会让疾病模型的支持者感到恼火，除此之外的其他要点都与疾病评估一致。然而，评估员必须让受访者积极地参与到这项工作中来，以获得最佳的信息回报，而认真倾听则是这项工作的重要组成部分。在病史的第一部分（通常称为"主诉"），患者有机会用自己的话进行解释，从自身角度阐述问题的本质以及问题的发展过程。患者表达的观点可能完全错误，也可能完全正确，评估员的工作就是通过帮助患者用自己的语言清楚地阐述问题，从而解开患者的疑惑。

在此之后，一些障碍就会在一定程度上减少。评估员需要把控面谈，并在短时间内完成大量工作。逐一检查家族史十分必要，因为通过患者描述的在世和去世的亲属，以及去世亲属死亡原因的详情和任何精神疾病史，可以确定患者是否存在家族和遗传因素导致的疾病。然后是个人发展史，

精神障碍模型：一个精神病学教授的批判性反思

记录患者的出生情况和早期生活，并了解其在学校的教育和学习成绩的详细情况。接下来是性行为史和婚姻关系，并了解患者的配偶（同居者）以及子女的详细情况。在访谈的这一阶段，还将询问患者在患病前的性格特点。这一点非常重要，可以借此了解患者在讲述时的状态，或者最近发生的变化。

由于需要在面谈的环节中获取大量信息，因此评估员必须牢牢掌控局面，并可根据需要打断和改变谈话进程，避免不必要的延误。此举不应被理解为评估员缺乏兴趣，因为在这部分的检查中患者通常会说出许多无关紧要的话，浪费宝贵的诊疗时间。

然后，评估员要按照时间顺序详细地记录病史，并对病史进行相当程度的管理，不时提示患者需要探讨的关键点。采集病史之后需要进行身体和精神检查。身体检查可以由精神卫生专业人员进行，也可以不由他们进行（越来越多地由其他从业人员进行）。即使未进行全面检查，患者的身高、体重、外貌检查以及患者在面谈时的表现，都是非常有价值的。疾病模型的支持者需要确保患者没有身体疾病，并且最近已经进行过全面身体检查。

正如前面所提到的精神状况检查与体格检查一样，要采用标准程序。受试者的行为会被描述，他们的想法也会被检查，以确定他们是否有任何异常的迹象。当然，医生是无法对患者的想法直接进行检查的，但大部分思维会通过言语表达。对言语内容的分析，是了解一个人思维的过程，这有助于向其他人解释患者表述的意义，也是准确记录患者所说内容的一大好处。

认知评估和记忆的神经心理学测验完善了精神状态检查。这些测验包括注意力集中能力、信息记忆能力和短时记忆能力，以及对周围环境和近期事件的觉知能力。作为评估的各个部分，它们有助于确定诊断。举例来说，如果一个感觉有外星人附身的患者是在医院做完手术后不久就来就诊的，并且在评估时为此感到困惑，这将对问题的性质产生完全不同的影响。如果一个人在访谈开始时长篇大论地叙述自己的情况，而在访谈结束时却显示出严重的记忆障碍，那么他很可能患有科尔萨科夫综合征（Korsakov's Syndrome），有可能是他长期酗酒大脑受损导致的记忆失真。

访谈结束时，评估员会用几个恰当的句子来组织诊断表述。就像房地产经纪人为新房做广告一样，诊断表述会以一种非常具体的方式宣告患者的疾病，同时将患者的病情与其他带有相同标签的疾病归为一类。一个优秀的诊断是用尽可能少的文字解释一切，大多数精神科诊断并不如想象的那样简洁，有可能是一段话。例如，对一个有抑郁症临床症状的人，可能用以下诊断表述来说明问题：

"一名 25 岁的男子在一次考试失败后自尊心受损，出现抑郁症状。他目前感到绝望、缺乏自尊，并具有抑郁症的一些生理特征，包括早醒和晨重夜轻。目前，他的情况开始好转（一天比一天好）。"

临床评估示例

既然我们已经进行了疾病模型的演练，那么就让我们来看看它在实际工作中是如何运作的。确定疾病性质的过程分为四个阶段。其中，第一个阶段至关重要，即临床评估。让我们看看下面这个示例，在使用该模型进行的评估是否遵循了阿奎利纳和华纳给出的建议。

第一章
疾病模型

主诉

一个24岁的年轻人从全科医生那里转诊到了精神科门诊部。转诊信中的两句话包含了一些基本要素:"他变得更加孤僻,我和他的家人都认为他的性格发生了变化;他对人更加多疑,不信任任何人。他现在也不信任我,因为他多次抱怨他的健康状况,并且对我没能发现他的身体问题感到不满。"

这个年轻人走进诊室接受评估。他看起来很紧张,精神科医生从座位上站起来走向他,并采用安抚的方式握住他的手。

精神科医生:X先生,很高兴见到你;我是Y医生,我是一名精神科医生。我知道你来这里可能有点紧张,但希望我的问题不会给你带来太多困扰。我真正想做的是全面了解你目前的状况,以及可能需要做些什么。如果我不得不打断你的话,请原谅,因为我希望在我们结束谈话时,我能够向你建议需要你做的事情。首先,我想请你谈谈你是如何看待你的主要问题的。

精神障碍模型：一个精神病学教授的批判性反思

患者：（神色诡异）什么问题？我不明白你的意思。

精神科医生： 一些你可能需要帮助的事情，一些可能对你来说有困扰的事情？

患者：（停顿了一下）你帮不了我。我需要警察。外面那些人想杀了我。他们无处不在，他们还占据了我的思想。据我所知，他们也盯上你了。我是怎么知道的？（他沉默了。）

解释： 这是评估的一个关键点，因为他在一开始就披露了重要信息。怀疑他有严重的妄想，可能是一种偏执性妄想，这与他（被动地）被控制的观念有关。更多信息请参见术语表。

精神科医生：（意识到这是访谈的一个危急关头，如果自己处理不当，访谈可能会提前结束。）我看得出来，这确实是个问题。现在不用再跟我说其他的事情了。我想知道你能否告诉我一些背景信息，不是关于你的，而是关于你的家庭的。

患者：（怀疑地）为什么是家庭的？

精神科医生： 正如我一开始说的，我只是想了解一下总体情况。所以,我只想了解一下你的背景。请告诉我关于你父亲的情况。他是个什么样的人?

谈话继续进行。精神科医生写下以下信息。(他可以稍后再写,但他希望逐字记录一些评论。)

家族史

父亲54岁,是位发明家。他仅有一项重大成就——一个获得专利的开罐器,他一生中大部分时间都在靠这个知识产权获得的收入生活。他总是与世隔绝,朋友很少;一心只想着污染和健康食品。他从不信任他人。曾经有一次,他觉得他的房东试图骚扰他,并让他离开租住的房子,他的全科医生为此要求他寻求精神科的建议。他不愿接受治疗,不认同强制入院。从那以后,他对他的全科医生产生了怀疑,很少再向他们咨询。

解释:父亲过去可能有过偏执型精神病发作,也可能患有人格障碍。这些特征属于所谓的"精神分裂症谱系"的一部分,经常在精神分裂症患者的家庭中发现。

母亲50岁，五年前与丈夫离婚。她是位脾气暴躁、爱交际的女人，始终无法适应丈夫的自我封闭和偏执，于是为了另一个男人离开了他。患者是独生子。除父亲外，在他的家族当中还有一位叔叔患有精神疾病，被认为是精神分裂症。曾多次入院治疗，于49岁时从10层楼跳下自杀。

解释： *另一名血亲似乎患有精神分裂症或精神分裂症样（类似精神分裂症）疾病可能与患者本人的病情有关，因为精神分裂症部分是遗传因素所致。*

精神科医生成功地让患者进入了较为中立的状态，并继续了解患者早年的生活细节。

精神科医生： 你能谈谈自己的生活吗？你是在哪里出生的？

患者： 为什么你想知道这个？这跟我现在有什么关系？

精神科医生： 很抱歉给你添麻烦了。也许没有必要，我只想更全面地了解一下你的背景。除非特别相关，否则我不会再提了。

这个年轻人在一定程度上得到了安慰，精神科医生继续询问他的个人经历。

个人病史

患者出生在英格兰南部的一个工业小镇。除麻疹外，患者没有出生问题、早期发育障碍，或儿童疾病。

*解释：*早年没有任何可能导致精神障碍的身体问题。在当地的小学和中学就读，无特殊能力，*16*岁辍学。曾做过五年的书店助理，最后因为糟糕的时间管理而被解雇。他说是他自己对这份工作失去了兴趣——"懒得去做，因为它对我没有任何意义"。从那以后，他再也没有尝试过找工作，但他觉得自己有特殊能力，在将来的某个时刻政府可能会请他为之工作。患者与父亲住在一起，两人很少接触，但他认为这样很好，不想有更亲密的关系。他没有亲密的朋友，也很少与女性接触。他说："我从来没有女朋友，只是偶尔和妓女发生性关系。"患者不想结婚，也不想与女性建立更亲密的关系。

以前的性格

患者一直是个"独行侠"。他认为其他人具有潜在的威胁性，最好远离他们。他以前集邮，现在不集邮了。他认为自己的集邮很特别，比任何个人关系都重要。他没有亲密关系，因为觉得其他人很难理解他。

解释： 有明确的证据显示该患者罹患《国际疾病分类第十一次修订本》（International Classification of Disease, 11th Revision, ICD-11）（世界卫生组织，2022年）所称的精神分裂症综合征。他还具有人格障碍，即现在所说的"离群"方面的功能障碍。性格古怪、缺乏情感温暖和信任关系，喜欢独处，这些都是这种人格类型的典型特征。

导致目前状况的病史

在过去的两年里，他越来越担心有人试图伤害他。当他被要求对此做出解释时，他说问题都是从他家门外十字路口的交通信号灯停止工作几天后开始的。几乎就在那之后，他产生了其他人跟踪他的想法，并得出结论——认为交通信号灯失灵是"这些人"故意发出的信号。

解释： 以上所描述的是患者的妄想知觉。妄想知觉是临床精神病理学中的一个术语（Casey & Kelly, 2019）。

他声称，他能认出这些人，因为这些人的交流技巧是在口袋里晃动零钱。因此,当这些人站在排队等候公交车的队伍里或大街上时,他就能发现他们。他声称,在过去的六个月里,这些人是以特殊的方式与他交流的。"他们能读懂我的心思,他们是来自外星球的外星人。他们想杀了我,这样他们就能接管我的身体,就像他们接管其他跟踪我的人的身体一样。不把我完全控制,他们是不会满足的。你明白了吗?他们是该死的外星人,你必须阻止他们。我知道你不相信我,没人相信,但这是真的。"

解释: *病史显示有偏执性妄想、幻听和躯体妄想(身体被控制)。*

这段病史的主要部分的评估已经完成。我们已经掌握了大量信息,但还需要对这个年轻人进行更细致的检查。我们还担心他会被这些问题弄得不知所措、情绪激动,因此我们需要回到中立的立场上来。

精神科医生:谢谢你,这对我很有帮助。现在,我想通过检查了解你的身体状况。

患者:你为什么要这么做?你想找到外星人吗?

精神病医生：我完全没有找外星人的想法。我只是需要检查一下你的身体状况。这样我才能全面了解你的问题。我们会对每个人都做这样的检查，以确保我们给你的健康检查清单条清缕析。

体格检查

瘦高的男子，体重 69 公斤，身高 1.8 米。心血管、呼吸、肠胃和神经系统均无异常。

精神状态检查

行为：面谈时非常多疑，在房间里偷偷地东张西望，当他听到走廊外有人走过和叮当作响的声音时，情绪变得非常激动。

言语：说话紧张而犹豫，好像害怕别人听到。大部分谈话无关紧要，有些言语难以理解（例如："我知道他们能读懂我的心思。你听到那声音了吗？我知道他们正在读我。我知道我有答案了。灯关了，必须再亮起来。如果他们想杀我，现在就可以。我有剑，但我不会自卫。"）。

解释：思维紊乱（*Knight's Move Thinking*，骑士移动思维），句子之间缺乏明显的联系，显示典型的精神分裂症。

第一章
疾病模型

思维内容：深信外星人控制了他的思想，可以接收他的思想，并让他想他们要他想的东西。"我可以成为他们的一部分。他们知道我的想法，他们就在我心里。我必须完全按照他们说的去做。他们掌控着一切。"

解释：显示"被动"现象和严重的思维紊乱（包括思维播散、思维控制与思维插入。精神分裂症的特征之一就是认为自己的心智是一个被外力控制的空容器，而自己对此无能为力。）。

感知：听到外星人的声音，既有叫他做事的，也有他们之间谈论他的。外星人说："他没有按照我们的要求做，他一定是半睡半醒，我们得把他叫醒。"他认为这些声音来自太空，也可能来自另一个星球。他从未见过这些外星人。

解释：出现幻听（即在没有明显声音刺激的情况下听到声音）。其中一些声音以第三人称描述他，这是典型的精神分裂症。

认知：他能在五分钟内记住一个人的姓名和地址，并能进行简单的计算，如一百减去七，再从得出的数字中减去七。他了解世界时事，但不了解本地时事。知道访谈的日期、时间和地点。

解释：他没有明显的智力障碍，可在时间和空间上定向。

诊断表述："一个明显患有分裂样或分裂型人格障碍的年轻男子变得过分多疑，出现幻听和思维紊乱，认为自己的思想被外星人控制。这些症状是在意识清醒时出现的，暂定的诊断为偏执型精神分裂症［ICD-11 编码 6A25.0，"精神分裂症或原发性精神病性障碍"（2022 年 ICD-11 颁布后，该诊断将取代偏执型精神分裂症）］。

现在，我们用阿奎利纳和华纳的七条规则来看看病史记录的获取是否正确。

规则 1：不带有评判性的态度和方法。我认为，我们可以认可精神科医生在这方面的表现。他一直很谨慎，没有发表任何可能会被患者负面解读的有诱导性的评论。患者非常敏感，即使是中性的评论也会让他心烦意乱，因此必须非常小心地让他保持投入。疾病模型的核心理念是，将每个人都视为基本相同的人，只是不同的疾病影响了他们的精神功能，这是一种不带评判性的模型。

规则 2：对患者及其关注的问题保持兴趣。这可能是心理治疗中的一个难题。当患者有离奇怪异的信念时，他们经常希望从其他人那里得到强化。精神科医生常常觉得他们必须在某种程度上配合患者，是为了保持与患者合理的合作程度。然而，这并非总是必要的。医学生在评估一个似乎患有明确的严重精神疾病的人时会犯一个错误，那就是假定患者完全脱离现实，对"正常"的事件和互动毫无察觉。事实上，大多数精神分裂症患者的意识比我们通常认为的要强得多。正如麦凯布（McCabe，2004）所指出的，"（精神分裂症）患者认识到别人并不同意他们的妄想主张，本身他们为这些妄想主张提供的理由也是无法说服别人的。重要的是，他们能认识到自己和他人'对这种分歧所造成的不适'"。因此，也许没有必要共谋。可以看出精神科医生在访谈中没有表示相信或拒绝患者关于外星人的说法，以及其他方面奇异的解释。

规则3：倾听患者在说什么，以及他们是如何说的。所有有志于疾病模型的人都会严格遵守这条规则。从访谈的开始阶段，精神科医生就清楚地认识到患者的思维出现了问题，这种认识（见"解释"部分）对访谈起到了指导作用。

规则4：观察患者的外表和行为。这一条也得到了遵守。

精神障碍模型：一个精神病学教授的批判性反思

从访谈一开始，精神科医生就注意到患者多疑和不舒服，并试图通过关心和友好的态度来弥补这一点。

规则 5：对访谈的目标保持专注，同时也要有一定的灵活性。疾病模型中的基本要素有明确的重点，在评估的某个阶段，这些要素必须完成。这些要素的完成顺序并非绝对必要，尽早获得病史是非常重要的，因为它能提供有价值的指导。通常，我们会比示例中提前一点进行体格检查，虽然体格检查会中断访谈，却是明智之举，因为持续提问有可能引起患者更多的怀疑，从而遭到他的拒绝，带来提前结束评估的风险。

规则 6：在控制访谈过程的同时，要允许患者自发地发言，鼓励讨论困难的话题或感受，并阻止患者谈论不必要的细节或偏离主题。整个访谈过程都要保持一种微妙的平衡——既要吸引患者表达自己的想法、信念、解释和恐惧，又不能失去精神科医生对访谈的控制。

规则 7：对自己和患者的感受保持敏感，留意患者给你的感觉以及自己对患者的影响。这是一项艰巨的任务，因为患者以一种不同寻常的方式解释他的世界，理解这种方式是

第一章
疾病模型

需要时间的。我们理应赞同精神科医生友好而又客观的方式，这能让敏感的人保持投入。

疾病模型的僵化性，是需要用相同的基本方法检查每个人，这经常被疾病模型的反对者诟病。在他们看来，其从业者并不关心人，而是把患者归入某类病例中，以一种常见的非个人化和不带感情的方式盲目地进行评估。这种批评很容易被驳回，就像所有优秀的侦探一样，要想在一个结实的干草堆的某个地方找到一根病态的"细针"是非常困难的，但从业者必须找到别人无法立即发现的蛛丝马迹。他们必须如同侦探一样拥有"不放过任何一根细针"的细致，确保在系统检查患者的每一个部分时，不遗漏任何潜在问题。

虽然在这个阶段诊断可能看起来很明确（看起来好像患者患有精神分裂症），但这只是一个暂定的诊断（就像临床检查后对身体疾病的许多诊断一样）。有几种其他疾病，或者更罕见的颞叶癫痫等躯体疾病，也可能导致类似的临床表现，包括一些药物。在确诊为精神分裂症之前，必须先排除这些疾病。

读者会从这段病史和评估中注意到，每项解释主要是通过简短的精神病学描述呈现的。评估集中于那些已经表现出来的（公开的）现象，而不是那些隐藏的或潜意识的（隐蔽的）现象，是一项内容丰富的信息收集工作。要谦卑而坚定地进行，以便为下一阶段做好充分准备。

第2阶段——确定病理

如果没有其他独立的证据证实或反驳临床检查得出的诊断提示，临床医学就无法很好地开展。病理学是良好实践的重要帮手，从简单的血红蛋白浓度、电解质和肝功能检测（来自血液），到更复杂的检测，都有助于完善诊断、选择治疗方法和预测预后，比如：身体不同部位的计算机辅助断层扫描（Computer Assisted Tomography，CAT）和核磁共振成像（Magnetic Resonance Imaging，MRI）扫描，以及通过活检或手术切除获得的组织检查等。

我们必须要有诚恳的态度。因为对精神疾病的评估比躯体医学的诊断更困难，大多数精神障碍并不伴有明显的躯体病变。上一节所述的精神分裂症的具体特征，尤其是被动现象，有助于替代实验室检查，确定精神分裂症的诊断。当然，这样做并不是没有风险，患者可能会模拟某种精神障碍的诊断特征（称为做作性障碍），也可能只是在很短的时间内出现这些特征，以至于不符合精神分裂症的诊断标准，但这不是我们责难他们的理由。值得注意的是，精神分裂症的症状在所有文化和所有种族中几乎都是一样的：虽然人是不一样的，但疾病是一样的。

尽管如此，实验室检验对我们仍然有所帮助。我们还没有达到将脑部扫描作为精神分裂症标准检查手段的阶段，不过目前已有明确的证据表明，一些精神分裂症患者的大脑出现了异常。脑室（脑内充满液体的空间）的扩张可以证明这些异常，这表明这些空间周围的脑组织减少了。大脑下部尤其是称为海马体的部分，可能是关键的异常结构。使用被统称为成像的特殊方法可以确定大脑功能的变化，甚至幻听的大脑通路也可以用这种方法识别出来。因此，不久之后就有可能用独立的证据证实患者对症状的描述。

正如我们指出的那样，遗传因素在许多精神疾病中也很重要，只是其影响并不直接。越来越多的证据表明，精神分裂症、双相障碍和严重自闭症等被称为严重精神疾病的病症

精神障碍模型：一个精神病学教授的批判性反思

都是神经发育性疾病，也可能与智力障碍有关，因为它们都存在认知障碍（Owen 等，2011；Morgan 等，2012；Owen，2012）。这也为与疾病模型相关的一门科学——神经心理学提供了发展空间，神经心理学通常需要相当复杂的测验识别异常。因此，基因型——一个人的遗传基因特征，以及表型——基因表达特征（表观遗传学）都是可遗传的，两者之间存在着相互作用。表型是特定的基因型与环境相互作用的结果。在精神病学中，内表型是指介于基因型和表型之间的生物学特征，包括生理、生物化学、内分泌、神经心理测验等方面的指标，是一种有价值的生物医学概念，因为任何一种内表型都可以参与遗传分析。疾病模型的反对者声称精神症状的表现差异之大是无法用生物学术语描述的，是因为他们忽略了这些新方法的巨大广度。

精神症状也可能是躯体疾病的前兆，精神状况检查是比常规检测更敏感的检测手段。例如，冯·伊科诺姆氏病（Von Economo's Disease）是一种脑炎，1917 年首次被发现，20 世纪 20 年代成为一种流行病，随后明显消亡。在其急性期，疲倦、极度退缩（昏迷）与混乱、兴奋交替出现，体格检查时通常不会发现异常。这种疾病的后期发展是在急性期明显恢复正常后多年才出现的。而与协调运动和姿势的大脑功能减退有关的疾病（帕金森病）则可以潜伏 20 年或更长时间。可见，疾病通常有多个阶段，我们很容易在不同阶段将其视为不同的疾病，但这些阶段都是同一疾病过程的一部分。精神症状可能是疾病存在的重要线索，医生有责任准确而详细地描述这些症状，而不是将其视为无关紧要的事情。

第 3 阶段——综合征的自然病史（病程）

通过考虑疾病的自然病史（即在没有治疗的情况下，疾病从开始到结束的过程），可以提高诊断的敏感性。因此，现在已经确定，有些人仅在很短的时间内经常出现精神分裂症的部分症状或偶尔出现精神分裂症的全部症状。这类疾病现在被称为"精神分裂症样（Schizophreniform）"，即有精神分裂症的表现，但不一定是精神分裂症。因此，要获得 ICD-11 中精神分裂症的诊断，症状必须"在一个月或更长的时间内的大部分时间都明显存在"。对于那些发作时间较短的患者，也可能有其他诊断，如急性短暂性精神病性障碍。

当然，自然病史可能是间歇性或无规律的，没有明显的模式。即使在这种情况下，病史也能提供重要线索。还有一种罕见但重要的疾病——急性间歇性卟啉症，表现为严重的腹痛和精神错乱，据称（可能是错误的，但这是一个很好的故事）这是乔治三世在18世纪末出现精神疾病的原因（MacAlpine & Hunter，1969），如今在电影《疯狂的乔治王》（*The Madness of King George*）中非常有名。某些药物（如巴比妥酸盐）可能会诱发卟啉症发作。即使是很常见的疾病，如复发性焦虑症，也可能与卟啉症有关（Patience等，1994）。

第4阶段——确定病因并选择合理的治疗方法

通过这一阶段的评估，疾病模型如同房屋建造一样已经完成，几乎可以出售了。疾病的病因会极大地促进我们对疾病的理解，但对于大多数精神疾病来说，病因是无法知道的。目前只有某些器质性疾病——科尔萨科夫精神病（Korsakov's psychosis）（一种由酒精中毒引起的痴呆）和阿尔茨海默病两种疾病的病因是明确的，其他疾病的病因仍然未知。这不能成为否定疾病模型的理由，就像某些拼图可能并不完整，但

第一章
疾病模型

是我们仍然可以看到重要的画面。

遗传学对许多精神疾病会有帮助。要确定环境因素和素质因素在致病过程中的相对重要性，就必须对所有疾病进行遗传学研究。这些因素相互影响，即使有明显的环境因素，疾病仍可能受到遗传因素的影响。精神分裂症和躁郁（情感性）精神病都证明了这一点，遗传学家的标准技术，即对单卵或同卵（来自一个细胞）、双卵或非同卵（来自两个独立的细胞）双胞胎的疾病进行研究，无论是一起养育还是分开养育，都显示出很高的遗传负荷。如果疾病是遗传性的，那么单卵双生的第二个出生的孩子疾病的遗传概率比异卵双生子的高。由于单卵双胞胎具有完全相同的基因（在技术上就是克隆），这些双胞胎中第二个出生的孩子的高发病率只能用遗传基础解释。

一旦确定了疾病模型的所有阶段，治疗往往是水到渠成的事，就像前文案例中那个患有精神分裂症的年轻人一样，不需要任何进一步的证据。只是在我们所遇到的精神疾病中，能够以这种系统全面的方式进行分析的太少了。在不完整的病例中，使用疾病模型的医生采用的是经验方法。如果知道

精神障碍模型：一个精神病学教授的批判性反思

临床综合征的自然病程是慢性的，他们会针对已确定的临床综合征采取已知的最有效的治疗方法；如果知道病情有良好的预后，他们可能什么都不做。选择哪种治疗方法取决于随机对照试验的结果，这些试验以及其他类似的调查将是更好的"循证医学"，只是没有理由认为精神疾病应该以不同的规则决定治疗方法。

临床试验经常受到那些不赞成精神病学疾病模型的人的批评，他们声称这些试验"把人变成了小白鼠"，理由是在没有获得患者知情同意的情况下对他们进行试验，而且治疗他们的医生并未真正相信这是一种适合个人的治疗方法。医生让患者参与这类研究，却"对个别患者和对整个社会的责任感到撕裂，他们甚至可能得到这样的印象：也许是受到了循证医学倡导者的鼓吹，他们有义务为了共同利益参与研究"（Edwards 等，1998）。

然而，这只是对过程的评判，而不是对原则的评判。在过去的五十年里，医学的大部分进步都涉及随机对照试验，从证明吸烟导致肺癌开始（Doll & Bradford Hill，1950），即使这些试验被认为是邪恶的，也是必要的邪恶，并且是无法替代的。无论如何，本书其他模型中描述的所有治疗方法也或多或少地使用这种方法进行了试验。

通过这样的方法得出的疗效结论比试错法获得知识更快。展示有效的治疗方法还有助于发现疾病模型中的其他阶段。例如，众所周知的大多数有精神分裂症临床症状的患者在接受一种或多种抗精神病药物（有非典型和典型药物）的治疗后，病情会得到明显改善，而停用这些药物或将其剂量减至原来的一半，则有一部分病人的病情会复发（Johnson 等，1987）。这是因为精神分裂症的症状被控制住了，但患者大脑功能的其他方面并没有真正改变。而根据这种疾病模型的特征可证明精神分裂症患者的大脑是存在某种异常的，这是通过药物治疗可以纠正的。尽管我们并不完全清楚造成这种异常的真正原因，但我们清楚这些药物都是通过阻断一种天然存在的胺——多巴胺对大脑中某些脑部位点（受体）的作用而起作用的（Carlsson & Lindqvist，1963）。

在医学上有大量证据表明，早在人们知道治疗方法是如何起作用之前，它们就已经被证明是有效的——有了这些先例，秉持疾病模型的精神病学家就应该毫无顾忌地为经验方法辩护。因此，一些人对使用电休克疗法（ECT）大惊小怪，并不会给精神科医生造成困扰，因为临床试验的证据表明，电休克疗法对于某些精神疾病，尤其是抑郁性精神病（诊断很重要），是一种非常有效的治疗方式，有可能挽救伴有强烈自杀倾向的抑郁的人的生命。在不知道ECT如何起作用的情况下，让科学家阐明这个机制是很重要的，但当其有效性已经得以证实，还要以不明其机制为由而限制治疗师使用它治疗患者就显得不那么妥当了（Gregory等，1985）。

批评者可能回应，疾病模型是不合理的，因为它权威性地假设所有它认定的精神疾病状况都是公认意义上的疾病。毕竟这些假定的抑郁症和精神分裂症会随着时间的推移在身体层面发现其病理变化，应在进行治疗干预之前，尤其对于诸如进行前额叶白质切除术等手术时证明其病理存在。

我们可以根据经验反驳这种批评：如果我们要等到确定了什么是错的才开始治疗，那么目前大多数治疗方法都必须立即停止。但这也带来了精神病学中疾病与非疾病的分界线问题。这个问题并不容易回答，只是大多数人都接受斯卡丁（Scadding，1967）的观点，即一种医学状况必须在生物学上是不利的，才足以被贴上疾病的标签。换句话说，它要么对个体有伤害，要么降低了个体的繁殖能力。

疾病模型设定界限

以疾病模型作为判断疾病的标准，可以排除几种精神疾病，从而明确正常与疾病之间的界限。"癔症（Hysteria）"不被列为正式的精神疾病，除非排除其他病理因素，否则无法诊断。精神动力学精神病学家认为，"转换"和"解离"的典型症状是出于潜意识的动机，并为受害者谋取某种利益，通常称为"继发性获益"。在对精神状态进行正式检查时，无法评估潜意识的动机，必然意味着潜意识的动机不会以有意识的迹象呈现给检查者。除此之外，症状产生某种好处的观点也与疾病概念不符。因此，癔症作为一种诊断是不被允许的，也不再出现在诊断术语中。显然有许多精神疾病在正常与疾病之间的区分是无形的，但疾病模型可以对它们进行适当的分类。

精神残疾现在被称为智力障碍（Intellectual Disability），

精神障碍模型：一个精神病学教授的批判性反思

有一些智力严重受损的人，他们无法独立完成确保生存必需的最简单的任务；还有一些能力较强的人，他们能够独立生活，由于智力有限，而只能从事简单的职业。根据斯卡丁的标准，后者不属于"精神亚正常"的原始疾病类别，前者则属于。智力障碍可能会以某种形式保留下来，作为描述智力功能的术语，而"疾病"一词只有在大脑出现可识别的病变时才会使用，大多数精神残疾非常严重的人就是这种情况。

除了疾病模型，还有其他几种实践方法强调对精神疾病进行充分的诊断和正式的分类。这意味着要将患者分组，并为他们寻求共同的治疗方法。评判者立即做出回应，认为应该对患者进行个体化治疗，谴责这种将患者视为病例而非独特个体的系统的粗暴性。疾病模型的支持者认为这是情绪化的无稽之谈，他们认为，如果每个患者的病情在所有方面都被视为独一无二，那么精神病学就不是一门医学学科，而是一种彩票，意味着我们从上一个患者身上学到的一些东西，当面对下一个患者时，就会忘得一干二净。构成精神障碍的特征组合是独一无二的，所以在一个好的分类中，群体中的所有患者都有共同的特征，通过利用以往在精神障碍的了解中获得的大量信息，加上神经心理学、遗传学、脑部扫描（目前在个案中仍然非常有限）和生物学等方面的基本科学信息，医生可以选择更合理、更有效的管理系统。正如赖特和古尔德在解释分类在更大范围内的用处时所指出的那样，我们试图分类的是疾病，而不是人。

疾病模型的一个重要方面——患者被视为治疗的被动接受者。尽管疾病的发病和病程经常受到患者行为的影响，但当疾病显现时，患者已经成为一个无助的受害者，需要外界的干预。正如肺炎需要抗生素加强人体对肺部迅速繁殖的细菌的防御能力一样，精神病患者也需要类似的专业治疗暂时取代其现有的应对机制。这些机制可能是在疾病的早期阶段采用的，显然失败了，否则患者就不会寻求专家的建议。因此，道德劝诫和鼓励与根据疾病模型进行的治疗无关。大脑功能失调，治疗的重点应放在失调的部位。体贴患者、尊重患者的权利是一种良好的方式，良好的合作意味着患者更有可能坚持规定的治疗，这并不是治疗的必要组成部分。保罗·埃利希（Paul Ehrlich）是最早用科学方法治疗疾病的人之一，用他的话来说，最好的治疗方法犹如"灵丹妙药"，它既不损害身体任何健康部位,也能根除病灶。

由于患者自身在治疗中所起的作用相对较小,不可能以他们在治疗中表现出抵触情绪或其他精神动力机制(使用疾病模型的人对这种观点持怀疑态度,因为它无法证实)为由把治疗失败归咎于患者。因此,通常一个获得了一致性诊断的患者对某项有效的治疗方法没有反应时,就会选择更有效的治疗方法,或者对诊断提出质疑,而不是让患者对缺乏反应负责。在此引用约翰·亨特(John Hunter)医生的话:"患者被冠以具有侮辱性的人格和智力绰号时,他们的痛苦只是被以'不愿意'描述。而医生会说'不能',并试图找出原因。没有任何其他专业会把疾病和治疗失败归咎于患者"。

基于疾病模型的医生态度

如果患者在疾病模型中扮演了依赖角色,那么很自然地医生就会扮演权威角色,也就是掌握了权力。通常,患者都会接受精神科医生作为专家的角色设定,并据此行事。而在面对那些认为医生颐指气使或居高临下的批评时,医生会

第一章
疾病模型

回应说,几个世纪以来,权威角色一直伴随着良好的医学水平。如果患者对医生有信心并接受他的判断和建议,治疗就会更有效。还有人认为,大多数患者更希望自己的医生是独裁者,而不是呈现出一种虚假的平等,这只会让患者感到不舒服。如果说"相信我,我是一名医生"这句话在近年来失去了一些分量,或许是因为太多的医生在工作中被疾病模型困扰。

医生的权威也影响着他们与精神科团队其他成员的关系。这里存在着明确的等级制度,医生优先于其他专业工作者,如护士、心理学家、社会工作者和职业治疗师。正如有学者所言(Craddock等,2008),这是因为医生本身在医学和精神病学方面都接受过充分的训练,能够检查患者的精神和身体状况,并行使适当的临床职责。基于疾病模型的精神科医生并不喜欢在一个多学科的精神科团队中工作,因为在这个团队中,所有成员都是所谓的专家,并坚持民主程序。

由于精神疾病通常会有躯体疾病症状或预示着躯体疾病,因此由医生担任主要决策者和团队负责人是正确的和适当的。在评估之后,医生可能会或多或少地下放责任,但始终对患者保持临床责任，因为只有医生才具备履行这一职责所需的广泛知识和技能。

强制治疗

基于疾病模型的医生偶尔会捍卫强制入院和治疗。精神疾病往往是大脑功能紊乱造成的，这是因为大脑功能与诸如判断力和自知力之类的高级意识元素有关，可以预见这些元素的受损。如果出现这种情况，而且疾病可以通过治疗得到控制或治愈，即使违背患者的意愿，医生也应该代替患者作出采取行动的决定。正如急救人员在对从游泳池拖上来的昏迷病人进行人工呼吸时无须征得本人同意一样，精神科医生在治疗危及生命的精神疾病时也不一定需要征得当事人的同意，因为这种疾病改变了患者的判断力，使患者的行为和思维不正常。

异常的概念来自患者患病前的功能水平和对精神障碍的了解。例如，双相障碍的所谓躁狂期常常伴随着患者缺乏自知力而来。在这一阶段，患者过度活跃，常常认为自己比别

第一章
疾病模型

人优越。他们会产生夸大的想法，妄想自己是出色的医生、律师，或拥有银行等大型机构，拥有超自然力量的人。如果他们根据这些妄想采取行动，花费成千上万英镑或试图像超人一样从高楼飞下，那就必须强制其入院治疗，因为继续留在社区治疗的风险太大。当强制入院是为了治疗可能对健康造成不利影响或对他人构成危险的疾病时，则是适当的手段。

根据疾病模型，这种异常与社会异常有很大不同。强制治疗并不只是因为患者有反社会行为。诚然，某些疾病可能会表现出反社会行为，这是疾病的一个特征，但强制治疗的决定通常是根据疾病的证据做出的，而不仅仅是患者的行为。这就是为什么精神科医生不会因为患者具有攻击性就认为他们有病。如果他们的行为是反社会的，却没有生病，就应该通过法律程序处理。但是，疾病模型并不接受这样的观点——英国政府内政部和卫生部几年前引入的危险和严重的人格障碍概念指出，在没有进一步证据的情况下，这种情况是可以被视为一种疾病的。事实上，这样的证据仍在等待中（Tyrer等，2010）。

精神病学中的疾病模型是一种逻辑严密、久经考验的治

精神障碍模型：一个精神病学教授的批判性反思

疗精神疾病的方法。它是一种科学模型，依赖于可检验的理论，而不是模糊的推测。就像所有科学一样，理论被反复检验，直到找到最佳的工作假设，只有当它被新的知识证明是不充分的时候，才会被拒绝（Popper，1963）。这种模型消除了精神疾病的神话色彩或神秘感，取而代之的是一种理性的方法，让精神病学与其他医学学科结合在一起，共享它们取得的进步。

医学生如果阅读了上述内容，会比其他没有接受过与医生相同训练的学生更容易理解对患者的精神状况检查在很多方面与对身体的检查相似的观点。当然，我们无法像检查腿部骨折或胃部疼痛的人那样，对心灵进行检查，我们只能通过分析心灵的一些重要产物——主要是以言语形式表达的思想，间接地检查心灵。除此之外，检查者还会观察患者，并记录下患者的任何异常行为，这与普通医科医生检查患者是否患有内科疾病时观察异常体征（如斑驳的肤色、不寻常的走路姿势或皮疹）的方式完全相同，无论患者是否有这些主诉。

医生通过临床询问得出主要的心理病理特征，再加上侦探般的敏锐观察做出的诊断,是对许多其他病人共有病症的准确描述,并且具有便于专业人员之间有效沟通的巨大优势。一个好的诊断是能说明病因、主要临床特征、推荐治疗方法和可能的预后的。

疾病模型的辩护

疾病模型的实践者经常受到的批评,是在确定患者心中的所谓疾病时没有看到整个人。这种批评很容易被驳回,优秀的医生在诊断一位45岁银行经理的高血压时,是不会忽略他这个人的。在患者确诊高血压后,他在向患者提出建议时必须注意到这一点——工作和生活方式是高血压管理的一部分,主要的诊断过程必须独立于此。与其他治疗方法相比,医生必须确信高血压是一种持续性疾病,而不是暂时性现象。否则,没有可立即治疗的原因(比如原发性高血压)和特殊理由,可不采取某些治疗方法。

这类决定属于临床决定,而采用疾病模型的精神科医生必须做出完全相同的决定。不幸的是,在这种情况下,"临床"

精神障碍模型：一个精神病学教授的批判性反思

这个形容词往往被视为一个粗鲁的词。它意味着精神科医生失去了人性，只是把病人当作疾病的对象。在对疑似精神分裂症患者进行评估时，对患者的个性特别敏感是没有什么特别的好处的。当然，每一个精神分裂症患者都是独一无二的，每一个原发性高血压患者也是独一无二的，但患者的个性特征不应干扰我们对疾病的探索。精神科医生把疑似精神分裂症患者送去做脑电图（EEG）或医学核磁共振成像扫描，并不是不人道或不关心患者，只是试图找到可治疗患者症状的重要线索。如果主要评估的只是患者的内心感受和其对自己疾病的反应，那么患者的症状很可能被忽略。

批评者也可能回答，虽然精神分裂症等诊断有时适合疾病模型，但其他诊断则完全不符合。这一批评也遭到了反驳。研究表明，从令人不愉悦的压力引起的焦虑到精神分裂症和躁狂抑郁症（情感性精神病）等重性精神病，几乎所有的精神疾病都与生物化学、神经药理学和激素变化有关。这些变化是可以测量的，而且往往是病理变化的指标。因此，从广义上讲，它们可以被视为疾病，而就目前我们的知识水平而言，是无法确定大脑的哪一部分是病态的，但这并不意味着不存在这种变化。事实上，精神分裂症是在19世纪初才被提出的，当时并没有发现它与任何生理疾病有关。只是在刚过去的这些年里，人们才在患有这种疾病的精神病人身上发现了器质性异常，但还远不能确定这些异常到底是治疗的后果所致，还是疾病本身或治疗本身所致。

因此，我们可以回到艾略特·斯莱特的论断，即物理方法符合"生物学进步的主要方向"是精神病学的归属。如果没有使用疾病模型，我们就永远不会发现：精神失常者的全面瘫痪是由梅毒螺旋体引起的；阿尔茨海默型痴呆与大脑中某些特征性的神经纤维缠结有关，而这种缠结可以解释脑细胞的死亡；亨廷顿舞蹈症是一种由基因引发的疾病。还有更多的疾病很快也会加入这个行列。我们可以认为，所有的精神障碍最终都会被证明是医学上公认的疾病，到那时精神病学和医学将融为一体。

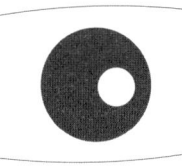

第二章
精神动力学模型

第二章
精神动力学模型

> 有九百六十种进行部落叙事的方式,每一种都是正确的。
>
> ——《新石器时代》(*In the Neolithic Age*),
> 拉迪亚德·吉卜林(Rudyard Kipling)

人们对于精神动力学模型有很多错误认识。首先有必要说明的是,任何声称将所有精神分析的思维都囊括在单一模型中的人,都是戴着一顶非常大的帽子在说话的人。更准确的说法是,不要把这个模型看作一个公式,而要把它当成一个精神动力学方法,一种特殊的临床思维方式。批评精神动力学模型的人往往认为,这是由不再具备可信度的专家们提出的过去的遗留物。不管精神动力学模型的批评者怎么说，精神动力学思维并没有停滞不前和僵化。自19世纪末到20世纪初，西格蒙德·弗洛伊德、卡尔·古斯塔夫·荣格（Carl Gustav Jung）、阿尔弗雷德·阿德勒（Alfred Adler）和他们的追随者发展了它的基本原则以来，它已经取得了许多显著的进步。它完善了概念，与其他学科（尤其是生物学和神经科学）建立联系，并发展了新的临床实践形式。

诚然，仍有纯粹主义者倾向于否认其中的一些发展和偏离传统思维的学派。其中之一是拉康主义，它是弗洛伊德思想的一个分支，几乎可以被描述为对潜意识的全新阐释，在此不作进一步讨论。

动力学模型有许多分支，其在今天的实践中普遍存在。家庭治疗、团体治疗、心理治疗和咨询的许多方面，创造性治疗（特别是艺术治疗）的重要组成部分和组织心理学的要素（比如对机构的心理学研究），法医心理学和咨询心理学，这些都可以被视为精神动力学的分支。

我们首先要问的是，什么是精神分析？它从何而来？谁又是今天的关键影响者？"精神分析"这个名字可以被恰当

第二章
精神动力学模型

地视为源自西格蒙德·弗洛伊德（1856—1939）的理论，他是摩拉维亚的医生和神经学家，他与精神动力学理论的联系类似于达尔文主义与生物学的联系。精神动力学治疗师与其他通常被称为谈话治疗的治疗师的不同之处在于，他们使用了一套不同的原理。这些原理认为，精神病理的很大一部分通常是隐藏在潜意识中的，而其他方法不触及这个主题，并假设它是不可实现的。

精神动力学治疗师会使用精神分析的原理，但他们中只有一部分人会经过训练成为精神分析师。经典的精神分析方法，即患者躺在躺椅上说话，精神分析师大部分时间在倾听，这种情形现在几乎已经成为"民间传说"的一部分，不那么常见了。许多精神分析治疗是为了培训目的（即培训精神动力学治疗师），但往往这些受训人员被称为"正在接受治疗"，这是一个相当令人困惑的概念。为某一事件进行训练与接受治疗并不是一回事，两者需要的时间也会有很大的差异。精神动力学治疗可以每周进行一次，持续数周或数月；精神分析可能每天进行，持续数年，而在整个过程中还会有很多不同变化。

精神动力学治疗的一个特点是督导，这与它在普通医学中的解释有很大的不同。第一天上班资历较低的医生，自穿上笔挺的白大褂那一刻起，就被认为应该什么都知道。这个现象被资历尚浅的乔安娜·坎农（Joanna Cannon）生动地描述出来，低年资医生的经验很少，被赋予的期望却很多，由此便引发了一些焦虑。但是，他们必须快速学习，在一个星期左右的病房轮转中，无论如何都必须给人留下有能力的印象，才有可能不需要被督导。

从事精神动力学心理治疗的专业人士知道，对他们工作的督导是完全不同的事情。他们的工作内容，通常持续数年后才会被提交给一位高阶的精神动力学治疗师进行督导。在这一过程中，患者和治疗师每个阶段的每句话，患者每一个非语言行为（例如迟到、打哈欠、一段沉默）都会被深入探索，这些都有可能为理解患者、问题、工作的进展和治疗师的态度带来启发。

心理治疗有效吗

精神动力学概念中有很多真相，但不是全部的真相。我

第二章
精神动力学模型

们也可以公正地补充，精神动力学一次又一次地拒绝"证明"它有效的尝试，是因为"它"已经变化很大，很难找到客观的标准让它与其他形式的治疗，或本书中描述的其他模型进行比较，但它正在朝这个方向发展。安东尼·罗斯（Anthony Roth）和彼得·冯纳吉（Peter Fonagy）将他们对心理治疗有效性的综述命名为"什么对谁有效？"，显示了精神动力性治疗在哪些方面已经取得了进展，哪些方面还没有（Roth & Fonagy, 2006）。但对许多人来说，科学评估并不总是必须的。临床医生关注患者的言行，并记录他们的个人反应的做法，在精神动力学思维中是具有表面效度的。如果有很多内容是隐藏的，并没有被说出来，那么正式的精神病学诊断有多可靠呢？精神分析师说："就算有，也不是很多。"

花时间关注那些陷入困境的人言语背后的含义，绝对不是一种无聊的消遣。用一位务实而杰出的从业者的话来说，它是"提供给另一个人的一种非常文明、人道的服务"（Wilson, 1986）。然而，精神动力性心理治疗耗时且昂贵，还要时常面对一些批评。除了少数的有钱人之外，对其他所有人来说，药物治疗或行为治疗或许更经济。

尽管如此，简单地把精神动力学思维当作毫无价值的做法不予理会也是荒谬的。它使用的语言看似并不为所有人理解，也完全不是漫不经心或随性的治疗方式。它是一种认真的尝试，试图理解人类心智的功能，不应被认为一种无用的东西而放弃。

精神动力学模型的基础

表 2.1 说明了精神动力学治疗师是如何思考基本原则的。

表 2.1　精神动力学模型的基本原则

重点是对情感和动机的考察，其中很多是我们没有意识到的。需要一种有技巧的结构化的方法来挖掘这些潜意识的感受。 重要的感受通常表现为对治疗师的情绪反应——这被称为移情。同样重要的是治疗师对患者的反应——这被称为反移情。
治疗契约明确的道德中立代表了治疗师要努力做到客观，而不是评判或偏见。令人不安的感觉、不一致、不理性是作为人普遍采用的平衡艺术的一部分；而不平衡则构成了情绪障碍的基础。
复杂的情感不断相互作用（因此有了"动力"一词），通常导致一个共同的结果，但有不同的前因。
潜意识过程影响着各种关系（例如艺术家和观众的关系以及医生和患者的关系），但任何一方都不一定知道怎么回事。
潜意识感觉的一个重要表达方式是通过符号，包括语言呈现的。

原则1——将心理功能中的因果联系起来

治疗师的兴趣和临床重点,是患者的感受和态度如何导致他们有问题的思考和行为,以及如何使用从干预中获得的知识解决这些问题。

原则2——探索潜意识

治疗师和患者都不能立即准确地说出这些感受的模式是什么。这是因为它们是复杂的混合物,包括被重视的东西,不喜欢的东西,只能部分理解的东西,以及难以捉摸、根本无法用语言表达的东西(即使能用言语来表达,也显得不充分,因为很多时候言语是无法恰如其分地表达人的真实感受的)。而且,思想和情感都可能是矛盾的:患者可能喜欢和不喜欢,或者爱和害怕某些人、事物或情况,这种矛盾的情感通常相继出现,也会常常同时发生,正如某本书的标题:"我恨你,不要离开我(I hate you, don't leave me)"(Kreisman & Straus, 1991)。其实患者意识到的有待解决的问题,只是他感受的冰山一角,而且其中很多问题也只是被部分地意识到,但在形成表达时仍然具有很大的影响力。

潜意识是精神动力学模型的基础，该模型主要关注的是未被识别的感受。要描述精神动力学模型的这一核心，很难不触及误导性的类比。弗洛伊德的时代是物理学和工程学处于鼎盛时期的十九世纪，因此用来说明对动力性思维理解的模型是基于地质学模型。"来自内部的巨大压力，被强大的力量压制，在通过阀门时会像熔岩一样喷涌而出"，这是对那个时代很形象的隐喻。

在更早的时候，恶魔、天使和类似的天上地下的说法，是被用来解释无法解释的事情的。近来，人们更倾向于使用电子环路来解释心智模型，而目前我们正进入量子物理和混沌理论模式，我们很可能会对未来的概念模型感到好奇。一个有误导性的模型是流体动力学的"压力锅"压力模型，它导致人们把不舒服的感觉解释为必须以某种方式"释放"内在力量。但是，人们还远没有弄清楚这些概念和治疗效果之间的关系，我甚至怀疑这种关系根本就不存在。

"潜意识"是一个更简单的概念，它是许多精神动力学思维和治疗的核心，它将有意识的、可观察的言语和非言语

第二章
精神动力学模型

信号（比如言语和社交行为的细节）与内部感觉和图像联系起来。当我们面对任何形式的刺激（例如一个短语、一个图像或对另一个人的感知）时，我们会追踪出现的一系列的思维，而这些思维可能会将我们引向意想不到的方向。也可能产生我们不想要的联结，唤起愉快或不愉快的图像，以及相关的或不相关的感受；或者通过让我们突然想起一些紧急的且被遗忘的东西警醒做白日梦的人。这就是自由联想的过程，自由联想让你的思想像一个巨大屏幕上的光标一样在你的意识中游移。这源于西格蒙德·弗洛伊德（1936）的思想，他认为这是一种发现潜意识中正在发生什么的方式。在他看来，有一个巨大的隐藏区域，充满了潜在的混乱，正被审查者挡在意识之外，而自由联想则是绕过审查的一种方式。

自由联想可能是完全随机的，也可能只有一部分内容在我们当前的精神生活中是重要的，它与治疗相关。同样的道理也适用于梦境和幻想。作为大脑生活的一部分，每时每刻都可能有无数这样的联系被建立、相互联结和断开，并由来自内部和外部的一系列刺激促成，包括最微不足道的事情（你现在坐在椅子上的感觉）以及更重要的事情（例如敲门

精神障碍模型：一个精神病学教授的批判性反思

声，或写一本小说的想法）。嗡嗡作响的大脑就像著名的神经生理学家查尔斯·谢林顿（Charles Sherrington）所说的那样，是"拥有数百万个闪烁的梭子的魔法织机"，它有很多任务需要执行。它要调节所有"梭子"的运转，其中许多是潜意识的运作（例如维持你血液中的氧气水平），而这些是不可能在有意识的头脑中体验的。

通过自由联想和一系列其他方法探索潜意识（例如释梦）是精神分析的一个关键组成部分。相比用内在压力或想象中有一群奇怪居民（"情结"）在游弋或潜伏的黑暗海洋理解精神动力学模型的方式要好得多。

无论哪种模型更可取，关于潜意识的统一想法是，很大一部分重要的心理活动持续处于意识之外，并同时影响我们的行为和感觉。潜意识概念的反对者提出，这个概念本身是不合逻辑的——潜意识不可能成为心智的一部分。这是有些道理的，因为根据其定义可知，思维的可感知成分是一个有意识的过程。但是，思想和感觉受内在未被意识感知的心理生理过程的影响或驱动的说法，本身也是没有什么问题的。

第二章
精神动力学模型

原则3——精神动力性精神病学需要时间

心理治疗没有捷径可走。在这方面，精神动力学模型不同于其他模型。已故的罗伯特·肯德尔（Robert Kendell）在一组科学严谨的实验中表明，一般的精神科医生给患者看病几分钟内就能做出诊断（Kendell，1975）的做法，在精神分析中，从来不是正确的。仅仅开始心理治疗，就需要时间和仔细的心理探索。它还需要一种信任的关系让患者感到足够舒适，以便当他们隐藏的情感暴露出来时他们敢于承认它们。这些情感可能包括对某个人的关系（亲密关系）、对朋友和其他人的性吸引力或炙烈的怨恨（或两者都有），对个人能力的怀疑，幻想中的和可实现的抱负，以及不会消失的疯狂想法。揭示这些令人棘手和令人不舒服的问题是需要时间的。从某种意义上说，散漫的内容，即混乱、无系统、未经审查的内容，在由精神分析师掌控的、且双方同意的规定框架内能得到最好的展开。时间和地点的规则构筑了一个安全的结构，可在其中探索明显不安全的事情。其他临床医师可能给受欢迎的患者频繁、长时间的会谈，给不受欢迎的患者很少、短时间的会谈，而治疗师由于技术上的原因需给予每次会谈一致的安排。

原则4——情感在治疗中被转移

心理治疗中暴露出来的感受有点像化学中的游离离子。它们会寻找自己可能依附的人或事物。接收方可能是治疗师、亲戚、朋友、工作中的人，甚至是隔壁无辜的邻居。

所以，这是让我们假设患者在心理上有偏执的原因。这种偏执（这里指任何复杂而微妙的情绪合成词）可能出现在患者与父母的关系中，成为其成长过程中的一部分，让他们与伴侣的关系受到影响，并妨碍工作中的人际关系，现在（在治疗师被认为是一个友好、善良的蜜月期过后）依附在你身上。这是移情的本质，远远超出了流行的"爱上治疗师"的概念。谋杀治疗师的愿望出现得更频繁，也更有用。治疗师正是在这种立即复活的旧情感中工作，试图找出哪些才是"真实"的感受。通常情况下，会有真实但对立的感受，这被称为矛盾心理。

原则5——察觉暴露的感受

在治疗中需要一些技巧检测新暴露的感受。患者很可能不会告诉治疗师它们是什么，尤其在治疗的早期阶段。可能他们会在之后透露，甚至永远不会透露。有经验的治疗师必须对患者的感受或他们自己对患者的感受保持警惕。每一位精神动力性心理治疗师都需要接受训练，以对他们个人的功能有理解性的内省力，这不是一个奢侈的要求。治疗师的个人感受将由督导尽可能客观检查。哲学家和精神病学家亨利·埃文斯（Henri Evens）赋予了这个重要的概念（对主观感受的客观观察）哲学和临床上的尊重（Evans，1972）。重要的是要认识到仅有理智上的内省力是不够的，患者在适当的时候对任何倾听了他们足够时长的人表现出的强大、复杂、多变的感情，可能让人感到不安、无聊或愤怒。这种重要的现象被称为投射，这个过程让你产生的感受被称为"反移情"。如果你无法管理这种被患者引发的感受，可能你会希望自己不再继续做治疗师。在另一个层面上，可能你会针对某些更微妙的个人感受做出反应。患者可能会感到绝望，让你

精神障碍模型：一个精神病学教授的批判性反思

觉得他们不仅无可救药，而且不值得帮助，而你也好不到哪里去。

精神动力学模型训练的重点是帮助你以一种独立而敏感的方式回应，温和帮助，而不是奋力推进，或太用力，或太早放弃。另外，这可能涉及患者的过度依赖问题。显而易见，在传统社会文化中医生是强大的人物，他们在面对疾病、痛苦、死亡或对死亡的恐惧时，拥有特殊的力量。"帮助别人"的需求会影响一个人作为医生的职业选择，就像它会影响另一个人作为患者的选择一样。依赖感和由此引发的保护欲可能会以一种无益的方式出现在临床关系中，当患者对被照顾的潜意识需求与医生对照顾他人的潜意识需求相匹配时，患者的病情变得慢性化，诊所会因很少有人被治好超负荷运转。

理想的情形是，医生和患者会对他们相互关系的情感方面有足够的把握，使关系保持在一个适当的和有益的水平上——被描述为"足够好"，以符合精神分析师唐纳德·温尼科特（Donald Winnicott）用以描述在过度保护和保护不足之间取得平衡的"足够好的母亲"的术语（Winnicott，1974，1991）。

原则6——精神动力学模型不做判断

尽管精神动力学思维在道德上是中立的，仍然难免被误解。例如，当患者需要照顾时，医生希望给病人相应的照顾，不该被当作是好的或坏的，这是人类的运作方式。依赖他人的患者并不"坏"，正如热心的医生并不"好"一样。精神分析师渴望不做评判，并不是因为道德的扭曲，而是试图成为治疗师和患者（或被分析者）感受的科学观察者。当不赞成患者正在做的某件事（例如偷窃，或酗酒）时，我们必须找到一种有效的方式，以治疗专家，而非警察的身份给予患者回应和指导。

但有时治疗师必须作为一个负责任的公民独立行动。心理治疗师如果感到患者的某种做法使某人处于危险之中，就必须打破保密协议。我的一位同事无法理解，为什么她家的窗户会反复被砖头砸碎，但她还是及时发现了肇事者。那时，她正为肇事者做心理治疗。尽管肇事者在治疗访谈中披露了自己这些攻击性的行为和感受，但是我的这位同事还是有些犹豫是否向他人披露他的带有恶意的破坏性行为，她认为，如果自己把患者的这些行为告诉其他人，会损害她与患者的关系。其实，她不需要犹豫太久就能决定这是否是一个明智的决定，毕竟她的安全受到了威胁。

原则7——在心理治疗中遇到的感受是普遍的

精神动力学模型并没有指出在治疗中发现的思维和行为模式有什么独特之处。我不希望你们有这样的印象，极度依赖的患者和过度保护的临床医生存在着不正常的地方，只是他们的关系与我们正常人的关系不一样。我们必须意识到，这些感受是普遍存在的，且无法逃避的。我们只需要知道，人们在不同的环境和不同的关系中，平衡是会转换和变化的。精神动力学模型只是表明，这些倾向会向不同的方向倾斜（例如，一方面是依赖、偏执、悲伤，另一方面是独立、信任和非常快乐），这是普通心理学的组成部分。只有当一种特定的心理状态持久地占支配地位而不随真实的环境调整时，它才会给人带来痛苦或阻碍，这种情形被认定为"神经症"（精神神经症的简称），然后才有可能接受一种动力性心理治疗。

原则 8——精神分析是在检验一个动态过程

我们头脑中的事物总在周而复始地不断变化着，我们需要有一个动态过程的概念。流入有地漏的浴缸的水，其水位受到水流速度、通过塞子时流出的流速和蒸发的影响，这与我们的精神生活没有太大不同。大多数时候我们的情绪是稳定的、有节奏的，处于相当稳定的水平，但构成我们情绪和人格的内在形象、感受和态度不断受到外界感知（创伤性的、"普通的"和治疗性的）的影响，以致旧有的观念被遗忘了，毕竟总有新的事情发生。

这个过程并不是完全随机的。大脑会自我调节，所以在一定程度上，它会"听到它需要听到的和想要听到的"，并通过在保有符合现有信念和感受的事物，与丢弃可能会打乱计划的令人讨厌的部分之间保持平衡。人们控制这些适应性过程的方法，被称为防御机制，是经典弗洛伊德理论的一部分，由他的女儿安娜（Anna）进一步发展（Freud，1936年）。

一个关于合理化的案例，早些时候我们描绘了临床医生

精神障碍模型：一个精神病学教授的批判性反思

和患者间彼此厌倦（注意这个比喻）的可能性。事实上，我们可以真诚地补充，对彼此感到厌烦是在实践中经常看到的事，这在戴安娜王妃的心理治疗中就发生过不止一次。提出更换治疗师是她期待的结果，但她和治疗师都不愿说到底是什么导致了这种困难。"我不能容忍这个人，他是如此高人一等""患者只能在原始水平上接受心理建构"，这些信息是不太可能在公开场合听到的。

然而，随着时间的推移，他们将会变得温和，不再那么具有针对性，问题变得合理化。弗洛伊德将合理化定义为一种防御机制，一种潜意识的尝试——通过更积极的理解避免触及特定行为的潜在的挑剔。所以"我当时对他的治疗方法还没有完全准备好""她的脆弱使她无法积极参与"，会取代之前他们对彼此的评价。其他的防御机制包括否认——当事情很明显是真的时，当事人却坚持认为它不是真的（"我没有对你大喊大叫，我只是想让你明白我的观点"）；另一种是压抑，将不愉快的情绪和想法从当事人的意识中推出去。

反向形成也是一种重要的防御机制。当事人会做出乍一看很奇怪的行为，这是当事人为了弥补令人恐惧和不受欢迎的潜意识想法、情绪或欲望，有意识地采取完全相反的立广场致。比如，极其吝啬的吝啬鬼会把钱都捐出去（还记得狄更斯《圣诞颂歌》中的斯克鲁奇吗？），过度淫乱的政客会支持对妓女特别严厉的立法。

原则9——精神动力学模型在日常生活中的展现

你认为这个模型太复杂时，只需要记住，它的许多方面在日常生活中都有展现。有大量的例子可以说明，人们说的和想的与实际行为是不匹配的。我们说我们喜欢一个人并这样表现出来时，却发现他让人难以忍受；在工作中，我们承担了自认为降低自我价值和毫无意义的责任；我们选择诸如插花或惠斯特牌之类的休闲活动，是因为这些活动在我们的社交中是必做的事，尽管我们觉得这些活动令人难以忍受。

有时，这些事几乎成为荣誉的徽章，我们试图向世界表明，无论什么丢向我们，我们都能笑得出来；在某些情况下，我们也会欣然接受不受欢迎的活动，直到它变成自己想做的事情。

当矛盾一次又一次爆发时，每一个优秀的小说家都会探索这些互动中隐藏很深的东西。"我真的得走了",待了很久的客人舒服地靠在扶手椅上说。"真可惜,你真的要走吗?"女主人问,并立刻跳了起来。试想一下,如果没有这些社交式的应酬,生活将会是什么样子,这都是精神动力学模型的成熟主题。身兼文学评论家的精神分析师亚当·菲利普斯(Adam Phillips)的大部分著作,被人们当作一种特殊的个人体验进行解读,这是因为他通常在自己的著作中强调精神分析的独立性:"我认为精神分析师不应该如此急切地建立科学模型。我不认为精神分析是一门科学,或者应该立志成为一门科学,我也不认为它应该是一种故意误导的神秘的东西,但我不认为这类实证主义的标准是价值的唯一标准。"(Phillips,2012)

原则10——象征

我在前面提到,治疗师需要有能力发现在治疗过程中出现的模棱两可的、矛盾的、只有部分被感知到的信息。人类具有非凡的创造力,语言的独特能力在一定程度上与将图像和感受转化为声音和符号的能力有关,是这些声音和符号将这些图像和感受的某些内容传达给他人的。

讲完本部分的原则之后，我来做一个小结，"事情并不一定像它们看起来那样"会是一个好的开头。起初"善良"的人会因为忙于管理偏执的情绪而投资"善良"，或者"快乐"的人能很好地应对悲伤。这些是人类正常功能必不可少的平衡行为，一旦失衡引发某个人的不安，这个人就可能需要他人的帮助了。

精神动力学模型原理与实践的结合

精神动力学思维的十个原则使用了日常生活和临床的例子。它们既适用于功能正常的情况，也适用于病理的情况。精神动力学治疗的本质是识别导致痛苦和功能障碍的过程，并试图帮助患者找到对抗它们的方法，通常通过提高识别能力以及后续的矫正达到这一目标。做出改变的只能是患者，而治疗师只是其中的引导者。

全面的治疗超出了本书的范围和目的，在此只会稍加概括，精神动力学治疗是否"有效"的关键在于所获得的内省是否持续发挥作用。通常在治疗的早期，患者能在理性的水平上接受通过单独谈话的方式进行治疗。在患者逐渐与治疗师建立起有情感负荷的关系，患者对自我和治疗师的感受及态度可以被识别、探索后，治疗师就能将患者归为值得保留的或最好放手的，这是非常个人化的一个阶段。假设一切顺利，患者能够在治疗关系中发展，并意识到需要改变什么以及应该怎么做时，则意味着治疗"有效"。如果治疗中一切似乎都很顺利，但现实没有任何改变，治疗则是失败的。

精神动力学模型的变化

精神动力学有大量丰富的文献和思想，延伸到许多不同类型的临床理论和实践中，还进一步延伸到科学、宗教和艺术中，现将隐藏在精神动力学模型背后的不同思想流派的精选片段摘录于此进行探讨。

说到这儿，不可避免地引出西格蒙德·弗洛伊德，是他让人们注意到关键的快乐与痛苦原则。根据这一原则，患者被吸引到能获得愉悦的事物上，远离使其不悦的事物。弗洛伊德本质上是一位科学家，他相信未来的神经生理学将支持他的理论（Sulloway，1979）。弗洛伊德最著名的观点可能是将精神生活划分为自我、超我和本我。我们可以把本我理解成"它"，是人的原始本能和冲动，"它"只知道在快乐－痛苦连续体上朝向满足前进。当"它"开始学习一些关于外部现实的东西，"它"的一部分便分化，最终形成有自我意识的自体（self），或自我（ego）。

事实上，这其中很重要的部分，是由他人发展出来的社会表达，自我在其中发展，包括家庭、社区和文化中的期望、规则和禁忌，不得不与之妥协。发展中的个体对"规则"的采纳，构成了"它"的超我。粗略地说，超我可以被称为人的良知。通过对父母或父母式人物的认同，"它"在很大程度上接受了这些规则，部分是潜意识的，部分是带着复杂的感情的（又是矛盾的）。这是通过一种被称为"内摄"，或者用现代管理术语来说，是"采纳（taking on board）"的过程实现的。可以想象，人在本我的需求、超我的命令和自我的愿望之间存在着大量的斗争，最终通过它们的相互作用实现一定程度的内稳态（Freud，1936）。

精神障碍模型：一个精神病学教授的批判性反思

如果它们不这样做，个人或社会可能会遭受痛苦。根据弗洛伊德的说法，男性婴儿要解决的一个基本任务，是如何应对发现另一个男性，而且是一个又高大又强壮的男性（爸爸），以及如何应对他对自己第一个爱的人——妈妈感兴趣的事实。这可能是危险的，代表着发现了会招致惩罚的爱和性（即乱伦）。这是著名的俄狄浦斯情结的基本模型，弗洛伊德认为解决俄狄浦斯情结是男孩必须克服的挑战。弗洛伊德对女孩不那么了解，对与之对应的厄勒克特拉（Electra）情结讲的或写的就少得多。

弗洛伊德因对梦的关注而闻名，梦被概括为"通往潜意识的康庄大道"。他的著作《梦的解析》（*The Interpretation of Dreams*）是一部心理学理论著作，从某种意义上而言，堪称一部扣人心弦的文学作品，值得一读。简而言之，精神动力学模型认为梦是充满意义的。关于睡眠和做梦的生理学研究证实，梦在保持我们情绪平稳方面具有重要作用。大多数人认为梦的意义相对较小，但精神分析师在很多梦里识别出潜意识的动机。荣格的一位患者是登山者，他经常梦见自己从高楼上飞下来，这让荣格非常担心。经过进一步分析，荣格建议患者停止攀爬，但被患者忽略了。不久之后，患者从一个高峰上跳下来死了。

布朗（Brown，1961）在一本书中很好且简短地描述了弗洛伊德的思想及其来源。这本书相当古老，但文笔非常清晰。特别提醒的是：弗洛伊德试图传达复杂、微妙的含义并不能总被充分解读，这在贝特尔海姆的著作中得到了体现（Bettelheim，1985）。怀斯（Wyss，1966）和艾伦伯格（Ellenberger，1970）写了两本有价值的、更深刻的著作来探讨弗洛伊德学说的含义。

无论我们如何理解弗洛伊德的思想，它们都已成为文化的一部分（其他模型请注意），这说明了思想进化与语言、文学发展之间相互作用的有趣之处（Steinberg，2006）。文学评论家哈罗德·布鲁姆（Harold Bloom）将弗洛伊德描述为伟大的神话创造者，而"不是像柏拉图的《会饮篇》（*Symposium*）中的苏格拉底那样的江湖骗子。把弗洛伊德扔出去并不能摆脱他，因为他就在我们内部。他关于心智的神话从他假定的科学中幸存了下来，他的隐喻是无法逃避的"（Bloom，2002）。

精神障碍模型：一个精神病学教授的批判性反思

瑞士精神病学家荣格创立了一个完整的精神动力学流派（技术上称为分析心理学）（Jung，1935）。如果弗洛伊德理论的根源是生物心理学，那么荣格的理论则更多地基于文化人类学和神话学。尽管荣格的理论最重要的出发点或发现是集体无意识的概念，以及其中的无意识意象或潜在意象，被称为集体无意识的原型。这些耐人寻味的观点经常被误解为指涉各种令人警惕和有挑衅性的概念，如种族记忆和群体心灵感应，这是不正确的。

人类学研究证实，在人类行为模式以及艺术和宗教活动方面，即使没有证据表明人类群体之间有历史联系，其相似之处和不同之处也一样多。这并非牵强附会，就和其他所有方面的进化一样，人类想象力的进化也是在人类文化发展的框架内进行的（Steinberg，2006）。从生物学角度对荣格理论的描述分析可以在史蒂文斯与普莱斯（Stevens & Price，1996）的著作中找到。对于那些仍然对荣格感兴趣的人来说，把分析心理学看作是哲学心理学的一种形式是有用的，它跨越了人类学、文化史、灵性和进化，比精神动力学思想史上任何其他主要人物的工作更直接和全面。

第二章
精神动力学模型

有趣的是，荣格最有争议的表述之一——原型的概念被他解释为不是指代代相传的想法和图像，而是指形成想法和图像的神经心理学能力。这一观点与进化心理学的许多新发展一致（Stevens，2002），也和神经解剖学以及神经生理学对意识的解释相呼应（Damasio，1999；Steinberg，2006）。

荣格大部分作品的探索性和直觉性，乃至其模糊性，都让人困惑，有待进一步的解释和发展。从治疗的角度来看，荣格对人类无意识中相关事物的观点并非太多涉及性，而是"对(200万年前)蹲在渡口上的男人的恐惧，以及由人类历年来的经验所产生的所有恐惧和猜测"（Jung，1935）。

弗洛伊德的心理治疗侧重于解释与性、死亡和自我主张相关的潜意识，在很大程度上围绕着俄狄浦斯主题展开。倡导在治疗过程中绝大部分的谈话由患者进行，倾听对象是以不做出任何承诺为特征的分析师。但荣格派的疗法不是弗洛伊德式的侦探小说，它关注的是对话和普遍性，而不是还原论。它不是从生物性的角度出发，而是从人文和背景的角度探索根源。荣格派治疗师更倾向于使用诸如绘画和素描艺术类技巧进行治疗，但是我们要强调的是，有多少实践者就有多少种实践类型，不要刻板地跟随某位大师获得关于心理治疗的洞见。

阿尔弗雷德·阿德勒，曾经是精神分析三巨头中的第三人，近年来在英国被忽视，在北美则好一些。他创立了个体心理学（Individual Psychology），主要贡献是对自卑情结的研究，并发现了通过神经症性或创造性的途径补偿残疾或感知到的缺陷的方式。他的理论及其衍生出的实践，更是以现实为导向，适合用于设定目标、自我管理和环境调整等可行性解决方案。

梅兰妮·克莱因（Melanie Klein）的思想可能令人困惑，甚至让一些人感到愤怒，但她有一个概念特别有趣，也很有价值，让她的作品得到了更广泛的认可。她详细阐述了当婴儿处于无法区分自身和"外部"现实的时期，自我痛苦挣扎的概念（Brown，1961）。感觉良好（例如食物和对温暖需求的满足）和感觉不好（当这些东西缺失）都被归因于（投射到）外部现象，即"好客体"和"坏客体"。前者是婴儿强烈的爱的对象，要被完全摄入，而后者是仇恨的对象，要被消灭或至少被控制。这是"在一个充斥着神和魔鬼的世界"

（Brown，1961）发展起来的阶段，其原始感受被称为偏执位。生活太过微妙复杂，在适当的时候，婴儿会痛苦地发现他爱的对象和恨的对象是同一个人——有时给予自己满足，有时不给予满足的母亲。婴儿还处在相信魔法的阶段时，认为他的爱可以保全母亲，他的恨可以毁灭母亲，这将他置身于困惑和矛盾的境地。婴儿可以回到偏执位以获得安慰（一切都很容易被归类为好或坏，非黑即白），或者试图理解一个新发现，克莱因将这种状态称之为抑郁位。

在克莱因派的理论和治疗中，这一时期对抑郁的体验和接受代表着发展，是朝向成熟前进了一步的，上述现象也确实会发生在治疗之外的生活中。当然，克莱因描述的这一切都是关于婴儿从出生到三个月的精神生活。所以，有些部分是值得怀疑的。克莱因的批评者和支持者都很容易陷入争论（经常发展成激烈的争吵）：你相信在这么小的婴儿身上发展出的东西会如此具体吗？是否像克莱因所相信的那样，其理论能在儿童心理治疗中发挥作用呢？

与弗洛伊德和荣格一样，梅兰妮·克莱因的著作也仍在被筛选、澄清和重新评价中，远未消亡。它们依旧引起人们激烈的争论，欣谢尔伍德（Hinshelwood，1994）在他的著作中对此有清晰而批判性的描述，值得一读。精神动力学理论更侧重于人类痛苦的一般原因，以及关系中的问题或关系破裂的结果，而不会对特定症状作任何解释。用克莱因式术语解释，就是精神动力学模型为现实侵入过度依赖关系时频繁表达的愤怒和抑郁提供了可能的解释。当需要时，我们可以借鉴该学说的巨人们的思想见地，但不必盲目奴性地追随他们。

弗洛伊德模型可以解释一些焦虑和内疚的模式，当那些有自尊和自信问题的人感觉他们在总体上或在某一特定关系中过度强调自己时，就会胡思乱想和害怕报复。在许多对症状的精神动力学解释中有一个假设：当某人处于压力之下时，属于他的童年的强烈情感会被重新激活。这就是（向童年感受）退行的现象，常在小说、电影和戏剧中展现。

依恋理论与经验的结合

一个关于退行的有趣的模型来源于依恋理论，是由约翰·鲍尔比（John Bowlby）提出的一系列模型和理论（Bowlby，1969，1973，1980；Knox，2003）。这个模型将精神动力学概念、亲子行为和动物（尤其是灵长类动物）的行为联系起来，表明了生命系统的一个更基本的方面：它们具有循环性而非线性，它们的复杂性和它们的发展本质（Steinberg，2006）分别代表了系统论的各个方面。

事件经验的结合

很少有证据表明，在神经症和适应不良人格特质的发展背后是一种单一的"创伤性经历"，通常是多个经历的结合。尽管儿童具有一定的复原能力，但是一系列高度负性经历的积累与遭受的虐待、父母不当的对待和忽视的模式相对抗，形成的感受和行为，造就了其后来的精神疾病。

依恋理论为此提供了一些具有启发性的模型。这个极具影响力的理论是由约翰·鲍尔比（Bowlby，1969，1973，1980）提出的，它描述了四种在生命早期形成的依恋类型，一切将取决于照顾者的质量（通常是父母，但在约翰·鲍尔比的例子中是保姆——他在他的书中强调了这一点）。安全型

精神障碍模型：一个精神病学教授的批判性反思

依恋是理想的关系形式——和一个好的照顾者建立的关系，能促进孩童正常发展。

保持一致是关键。当父母不能保持一致时，孩子不知道该如何应对。在渴望更亲密的关系却没有实现时，孩子就会产生焦虑-矛盾依恋，导致孩子在分离时过度依赖和警觉（分离焦虑）。焦虑-回避型的孩子觉得并不值得为获得更好的关系付出努力，他们通过谨慎和独立的方式选择退出，并开辟自己的道路。当根本没有建立起有意义的关系时，他们就会出现混乱型依恋。依赖型、反社会型和疏离型的人格是导致焦虑-矛盾型、混乱型和焦虑-回避型的依恋的因素之一。

随后的研究人员，尤其是彼得·冯纳吉（Peter Fonagy）领导的研究人员提出，适应不良的依恋具有破坏性，可能导致长期的人格障碍（Fonagy，2001）。还有类似的精神动力学模型表明：神经性厌食症在这方面是很有趣的。无论采用何种模式，没有人对治疗这种疾病有信心。正是在这个问题上，精神动力学概念化提供了令人信服的理由——说明了为什么青春期的女孩（但需要注意的是，10%的患者是男性）不想长大，而且她们似乎掌握着一种神秘的技巧，能把体重控制在能让月经停止的阈值下。焦虑或抑郁可能与恐惧症状有关，如希望逃离场景或害怕跌倒；问题仍然可能是低自尊、羞耻或害怕失败，表现为害怕在公众面前摔倒。其语言中充满了这样的隐喻——堕落的女人、旧漫画中的"强悍政党的崩溃"等。这并不奇怪，从肥皂剧到真实的歌剧，都来自——疾病的语言和文学的语言，精神分析的语言也是如此。

为什么这让某一类科学家感到惊讶呢？这种象征性表达的普遍性既模糊，也能使人明白。感觉到自己的内心出了问题并且发展为精神无能的患者，可能用经典的精神分析术语表达他们的感受。可能他们有属于经典精神分析的问题，但这些问题也可能是神经调节方面的障碍，甚至是神经退行性疾病。感觉虚弱、头晕、梦见自己在大街上脱光衣服被抓的患者，可能患有神经症、人格问题、动脉供血不足或贫血。这些都没有使精神动力学模型失效，但它确实强调了治疗师需要对病因有一个开放的心态。

精神分析的进化成分

近年来，概念思维的一个更有趣的发展要归功于精神动

精神障碍模型：一个精神病学教授的批判性反思

力学理论家的思考，他们是从进化论和动物社会生物学中产生的想法（Bowlby，1969，1973，1980；Stevens，2002；Stevens & Price，1996）。概念思维的本质，可以将许多精神病学问题理解为人类早期、原始的条件下具有适应性的思维和行为模式。尽管它们在现代社会中通常是多余的，但是这些经验的基础仍然是我们全部技能的一部分，对我们的生存至关重要。比如在过去，某个漆黑的夜晚，如果一个人偏离了自己的洞穴太远，会让他产生近乎偏执的焦虑和猜疑，但这种状态实质上是能救命的。然而在现在，如果一个人在舒适的社区的一条安静的道路上出现了同样的感受，那就有问题了。

如果我们常常去想那些古老的部落情感，有时会妨碍我们做出更好的判断。史蒂文斯和普莱斯（Stevens & Price，1996）认为，那些追随承诺给人以新未来的魅力型领导的人，实际上是采用过时的旧思维方式做事的人。人们只需要检查一下唐纳德·特朗普（Donald Trump）支持者的行为和思维，就能看到他们有限的价值。这是有很大争议的，毕竟相对一些进化理论来说，它在某些社会科学界可能引起的恐慌和反对，与它在相信神创造的原教旨主义者中引起的恐慌和反对一样多。我们的思维和行为可能会受到具有领土意识的灵长类祖先的极大影响，这一观点可能会引发许多原始的攻击和挑衅的行为（Rose & Rose，2000；Segerstrale，2000）。

精神动力学在实践中会发生什么

尽管精神动力学有很大的变化，但个体精神分析仍然屹立或存在。尽管"第二次"分析就像在法国的农舍一样常见。但必须强调的是，长程训练是一个根本性的组成部分。而在"第一次"分析中，分析者需要花几年的时间每周进行五次访谈。在这里不讨论精神分析作为治疗的指征，只探讨精神动力学在实践中会发生什么。培训分析适用于那些打算实践精神分析或分析性心理治疗的治疗师，除非他们不希望成为完全成熟的精神分析师。精神动力学模型包括精神动力性心理治疗，即精神动力学原则指导下的系统性心理治疗。在这种情况下，从业人员可能受过完整的训练，也可能几乎没有受过训练。这个区间很大：一端是治疗师所做的与完整的精神分析实践难以区分；另一端是几乎不存在经典的心理治疗。

不要小看了心理咨询。这是一个非常多变的领域，却承载着许多高度熟练、高度敬业、高度正直的工作，还有很多见多识广、极具创造性的、"人本主义的"和"进步的"治疗师，以及那些特别关注婚姻和性关系的疗法。在这里，心理治疗和心理咨询之间没有明显的区分。人们通常把前者定义为关心感受的基本变化，而后者更多地与给予建议、实践管理和自我管理相关联。在经验丰富的治疗师看来，简单的建议和指导对患者来说可能比更正式的动力性治疗更有帮助。

戏剧和艺术治疗

戏剧和艺术治疗，是一种在与患者建立治疗关系时活动（如扮演角色或在绘画和其他艺术作品中表达情感）优先于语言的治疗形式。适用于儿童的游戏治疗是一种与此类似的技术。可以认为，当患者表达能力较差时，这种技术特别有用。也适用于有严重智力障碍的患者。对一些语言技能高度发达，善于使用理智管理感受的人来说，戏剧和艺术治疗通常也有帮助，因为它可以有效地绕过能抑制他们感受的高级中枢。詹宁斯（Jennings，1983）以非常实用的术语对创造性疗法进行了出色的概述，汤姆森（Thomson，1989）对艺术治疗的原则提出了言简意赅的指导。

长期以来，精神动力学疗法一直关注人格问题，而大多数其他疗法已经忽略了这个问题，或者完全抛弃了这个问题，认为人格不是真正的精神病学的一部分。而在精神动力学框架下，以心智化为基础的治疗与依恋理论成功结合后的综合治疗，现在已被证明具有（帮助他人）理解他人心理活动的功能，它在一个突出的群体（具有复杂和弥散的人格组织的人，被称为边缘型人格障碍的人）中具有相当大的价值。（Bateman & Fonagy，2004，2010）。

家庭治疗

家庭治疗本身包含许多流派的思想和实践，同样关注的是行动而不是言语。家庭治疗与以下原则有很多共同之处：在"一对一"（二元）治疗中推断出的东西可以在家庭治疗中清楚地看到。例如，如果在治疗过程中，一个男孩与他的母亲形成了联盟，嘲弄并排斥父亲，然后父亲以愤怒作为回应，家庭治疗师可能会用一些关于关系的谨慎的评论进行干预。

精神障碍模型：一个精神病学教授的批判性反思

　　治疗师可能会邀请母亲将自己的位置移动到可以看到她丈夫反应的地方，并询问父亲是否满意儿子把头靠在母亲的肩膀上，是否想让他移开？家庭治疗可能大致遵循团体分析路线（即应用于团体的精神分析理论）或系统理论，但也有许多变化。

　　后者（遵循系统理论的家庭治疗）是一个基于系统理论（见术语表）而非精神分析理论的有趣模型；它代表了一种社会而非精神动力的观点，系统（例如家庭）达到了一种特定的内稳态状态时各种角色会变得固定，每个人都在一个不太鼓舞人心的悲剧中扮演角色：行为不端的青少年，"善良"但抑郁的姐姐，工作狂的丈夫和酗酒的妻子。索引患者（家庭治疗术语）呈现出的症状可能被视为一个顽皮的男孩，但他可能在某些方面是"最健康的"家庭成员，他会挑战家庭，把注意力转向一系列（被否认的）问题。

　　把家庭比作一艘承载几个人却不太稳定的小船，更有助于我们理解家庭治疗。只要其中一人换了位置，其他人都得动，并且有些人会比其他人动得多，直到船身重新稳定。在这个过程中，当前的问题会减少，其他问题会被发现。关于家庭治疗和依恋理论的著作很多，也写得很好。我推荐鲁迪·达洛斯（Rudi Dallos）、阿米尔·莱文（Amir Levine）和雷切尔·海勒（Rachel Heller）的著作，因为它们易于阅读和操作（Dallos，2015）（Levine & Heller，2019）。

一个有用的总结

精神动力学理论是常识与难以置信、平庸与精彩、隐藏与暴露的丰富混合体。它解释了在其他任何模型中都无法解释的问题，也是唯一一个能够欣赏人类生活的丰富复杂性以及人类进化的理论。

精神动力学理论是最有趣的模型。其他模型都是还原论模型，倾向于将人类的互动分解成简单的、永远不可能普遍存在的部分。无论精神动力学模型如何努力尝试，总会留下一些无法被恰当解释的东西。正因如此，心理治疗才如此引人入胜、有趣，吸引着作家们对它的关注。

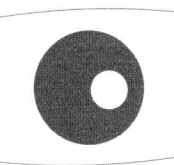

第三章

认知行为模型

第三章
认知行为模型

> 弗洛伊德派理论把神经症症状看作是"潜意识诱发的可被看见的结果"。学习理论并不认为存在这样的"潜意识"诱因,而简单地把神经症症状看作是习得的习惯;症状只是症状本身,并不存在症状背后的神经症。症状消失的时候神经症也就自动消除了。
>
> ——汉斯·于尔根·艾森克
>
> (Hans Jürgen Eysenck Eysenck)

认知行为模型和其他模型的区别

本书的前一版本将认知模型和行为模型分开了,但是现在已经非常明确了，它们应该合并进行叙述。同样明确的是，认知行为模型归属于针对想法和情绪工作的结构化合作式的方法。所以，医学生不需要过于纠结认知行为方面的措辞是否准确，毕竟其他一系列方法，包括聚焦图式疗法、社交技巧训练、临床行为分析等许多教育培训方法，以及其他基于学习理论的实际应用，都属于这个模型的一部分。甚至还有一个认知动力性治疗法，是精神动力学模型与认知行为模型结合（Ryle，1997）形成的。认知行为模型与这本书中同样吸引你注意力的生物性、精神动力性和社会模型有根本上的不同，这种不同在它们对精神症状的看法中表现得最为明显。

精神动力性治疗师认为患者的症状呈现为模糊和容易误导的特点，不能从中直接得到启发或解释。症状不仅被视为冰山一角，而且被视为诱饵，这露出来的冰山一角与沉没在水下的部分完全分离，是有意识的大脑为混淆视听而设置的。如果直接对症状进行治疗，它会以其他形式再次出现（替代性症状），所以症状只能被视为问题背后的线索，并没有实质性的意义。

生物学派的精神病学家认为症状是有用的，可作为完成

第三章
认知行为模型

疾病命名的组成要素,帮助人们鉴别不同疾病。社会模型的拥护者认为,症状是由文化决定的对社会力量的反应,除了成为病态行为的标签,经常为患者过去的创伤提供线索外,其本身没有特别的意义。

认知行为模型关注症状、思维和行为,并将这些视为精神障碍的核心。"消除了症状,你就消除了神经症",确实是这个模型要传递的信息,却不只是适用于"神经症"。目前,它很大程度(甚至有时候不恰当地)包含了我们新诊断分类中的一系列焦虑和抑郁障碍,并试图适用于所有精神疾病。通过关注症状和行为形成、发展和改变的方式,该模型比其他模型更能解释精神疾病,也有更好的解释基础;它可以通过直接的经验证据说明精神疾病是如何发展出来和得到解决的。事实上,认知行为治疗的有效性确实有坚实的证据基础,超过了所有其他治疗方法,并具有极少副作用的巨大优势。

认知行为模型是如何发展起来的

在历史上,苏联的伊万·巴甫洛夫(Ivan Pavlov)和美国的伯尔赫赫斯·弗雷德里克·斯金纳（Burrhus Frederic Skinner）最先将该模型的行为部分引入工作中，并获得突出成就。由此，他们建立了学习理论的基础和适应不良行为的起源。该模型的行为部分也受到了约翰·B. 沃森（John B. Watson）的影响。沃森是来自约翰斯·霍普金斯大学的美国心理学家，他对巴甫洛夫和他的动物实验的工作充满热情，之后首先提出了行为主义的概念。沃森担心他对行为的研究会被误以为是帮助理解意识、内省、动机和高级神经活动过程（尤其是在精神分析中）的一种手段，而不是它本身就是一门学科。他认为，行为主义是一门可以与其他学科一样独立存在的、界限清晰的科学学科，不需要诉诸意识，也不需要诉诸当时盛行的其他心理学派。因此沃森写下了这段话，事隔多年仍让人深感贴切：

> 在行为主义者看来，心理学是一门纯粹客观的、实验性的自然科学分支，它和化学、物理科学一样不需要自省。到目前为止，人们的观点是，研究人员可以不借助意识研究动物的行为获得的数据，只

第三章
认知行为模型

有在它们可以用意识方面的类比能解释时才有价值。这是站在人的行为和动物的行为必须在同一层面上，对行为的一般理解同样重要的立场上考虑的。这在心理学意义上是可以免除意识的。(Watson，1913)

因此，心理学家确信他们的工作具有普遍价值，他们不应该觉得自己只是做些小研究帮助从事研究高级心理活动的人。他们是追求知识本身、拥有发展和理解知识的数据，而无须求助于任何其他学科的科学家，对人类行为及其发展过程中的学习过程的研究产生了重大影响。我们学习新知识的速度很快，但是学习过程是持续的，通常又是适当的——会视情况不同而做出反应的过程，因此它具有适应性。我们第一次看到田野里关马的电栅栏时，有可能在无意中碰到它。我们感受到电击的不舒服后，会小心避免下次触碰它。电栅栏里面的马，也进行着同样的学习过程，人和马这两个物种在获取这方面的知识上没有根本区别。

学习理论是历史悠久的心理科学科的一门分支学科。大多数适应不良行为形成于两种条件反射过程——经典条件反射和操作性条件反射。经典条件反射指的是当中性刺激与先前不相关的刺激和反应过程相关联时发生的学习过程。刺激和反应是直接相连的，而在行为模型中，是一个跟着另一个的，没有任何复杂的过程介入。这种对心理过程的忽略，并将精神分析转变为无聊的反思学的做法，使治疗师深感不安，因为这会彻底打翻他们的饭碗。

然而，巴甫洛夫针对唾液分泌的研究展开的一系列著名而简单的狗实验，或许能支持这个模型。他首次描述了经典条件反射现象，食物的刺激之后的反应就是唾液分泌，狗和其他哺乳动物，也包括人类在吃东西时会分泌唾液。因为唾液中含有分解食物的酶，丰富的唾液有助于咀嚼食物和消化。当狗闻到食物的味道时，唾液就会分泌出来，也就是在狗还没吃到第一口时，唾液就已经分泌出来了，这些通过生物学很好理解，并且是在巴甫洛夫的实验之前许多年人们就已经知道的事实。尽管经典条件反射在目前的治疗中并不常用，但在某些细节上的重复过程是值得我们关注的。

巴甫洛夫给狗的唾液管插管进行测量，并记录了唾液的确切数量，这让他能观察其他的刺激是否会改变唾液的分泌。

铃声是不会使狗产生唾液分泌的,如果给狗食物的同时也会响起铃声,那么经过几番试验后,铃声就足以使狗产生大量的唾液。换言之,铃声这一中性刺激已经与无条件刺激(食物)和反应(唾液分泌)过程联系在了一起,成为条件性的刺激。

现在从表面上看,这个实验似乎不是一个突破。这些结果很可能被那些自称不具有特殊生物学知识的人正确地预测出来。事实上,热爱动物的萧伯纳(Bernard Shaw)一如既往地通过他笔下人物之口说出对这个实验[①]的感受:"你为什么不问我呢?我本可以在25秒内就告诉你,而你不需要去伤害到那些可怜的狗。"

巴甫洛夫就此开创了一个全新的领域,他详细研究了增加(正性强化)或减少(负性强化,并最终消除)条件反射的因素。刺激频率越高,铃声和食物同时出现的时间越近,条件反射作用就越强。进一步的实验表明,当狗处于压力之下时,它们的条件反射会受到干扰。例如,一只已经习惯了

[①] 引自《黑人女孩寻找上帝的历险》(*In The Adventures of the Black Girl in Her Search for God*)。

精神障碍模型：一个精神病学教授的批判性反思

对圆形产生唾液的狗，当椭圆形逐渐改变到接近圆形时，它会表现出越来越多的激越迹象。焦虑和激越抑制了唾液分泌，即使当狗能够做出正确的选择时，唾液分泌也不像以前那么多了。最终，巴甫洛夫完全基于他的经典条件反射实验，提出了一套关于异常行为的系统的生理学理论（Pavlov，1927，1941）。

操作性条件反射与经典条件反射的不同之处在于：是行为决定了条件反射而非刺激物。心理学家斯金纳是操作性条件反射理论之父（Skinner，1972），而他发明的斯金纳箱（Skinner Box）是用于证明他的理论的最好实践之一。斯金纳箱是内装有一个或多个可以操作的按钮、操纵杆或开关的封闭箱子。假设把一只饥饿的鸽子放进箱子，不设置任何强化行为的刺激－反应模式，条件反射不会发生。

在鸽子探索斯金纳箱这个新环境的过程中，它很可能会啄到箱子里设置的某个按钮。如果它碰到的按钮能让少量的食物从外面的料斗送进箱子，它在狼吞虎咽地吃完这些食物之后还会想要更多。只是一开始它并不知道食物是如何送来的，不久它就能把啄按钮和得到食物联系起来。一旦这个过程被它学习到,这个按钮会被它反复地啄,直到它吃饱为止。在这种情况下,正性强化的条件反射(啄按钮)会随着食物的持续供应而增加,并在啄按钮不再提供食物时消失。这是操作性条件反射不同于经典条件反射之处。经典条件反射主要依赖于实验者操作中性刺激,并使之成为条件反射;而操作性条件反射则是由动物自身的行为决定的。如果放入斯金纳箱的鸽子没有表现出探索行为,它就不会形成操作性条件反射。

将行为主义从实验室推向临床

斯金纳和巴甫洛夫的这些实验已经广为人知,但被详细描述下来则是因为它们都强调了两个重点:首先,行为模型是建立在科学实验的基础上的,其涉及的测量方法是可以被复制的(而不像许多精神动力学模型的组成部分);其次,支撑该模型的学习理论也是基于可复制的实验。行为主义让科学家通过实验进行观察和操作,并从结果中发展出可被检验的理论。

适用于动物的学习理论同样适用于人类。因此,在复制巴甫洛夫的工作中，沃森和雷纳（Watson & Rayner，1920）（没错，就是引入行为主义的沃森）让一个小男孩在听到一声巨响的同时和一只已经被驯服的白老鼠待着。不出所料，小男孩被巨大的噪声惊吓时，他会把这个不美好的遭遇与白老鼠的存在联系在一起，他开始害怕白老鼠。通常，这种非理性的恐惧不被人们理解，并将其称之为恐惧症。很快，这个男孩对白老鼠的恐惧很可能发展成对所有毛茸茸的动物的恐惧，这种现象被行为主义者称为"泛化"。

通常来说，由某种没有被强化的反应形成的条件反射会消失，但是由这种方式诱发的恐惧症会持续存在。为防止暴露于恐惧的刺激，患有恐惧症的人通常通过一种特殊的行为（回避）处理他们的恐惧。虽然这种行为在短期内有效（即减少恐惧），但从长远来看，它往往会加深恐惧。显然这是有道理的，每次你为避免让自己焦虑的某种情况发生时，你对某种情况的恐惧就会增加，因为你没有办法向自己证明它对你无害。

这就是适应不良反应模式得以建立的依据。由于沃森实验中的男孩在实验环境下条件反射地形成了害怕白老鼠的恐惧，他开始避开白老鼠，以致他的恐惧被强化。随后，每当他接触到毛茸茸的动物时，他都会感到害怕并逃跑（条件反射性的回避反应），他从来没有想过实验室里培育的老鼠是无害的。

为了恢复正常的反应，不适应的反应必须被适应的行为模式取代。这可以通过逐渐消除恐惧反应来实现，比如让患者通过想象或在他放松时将自己暴露于不同水平的、被仔细分等级的恐怖刺激下（系统脱敏），或者直接将自己暴露于不可回避的剧烈刺激下（冲击或"满灌"）。同时，可以在逐级暴露于恐怖刺激时结合脱敏和冲击法治疗。如果患者在现实生活中而不是想象中执行治疗方案，会获得更好的效果。从多种角度看，脱敏与恐惧症的习得过程是反向的。人在深度放松期间，恐惧刺激的图像或实物会按顺序呈现，从毛茸茸的玩具到兔子，最后到一只活老鼠。一旦最低层级的阶段成功完成（即玩具的呈现不会引起恐惧），下一个阶段就会以同样的方式进行。

这些治疗方法都是以学习理论为基础的，最早由约瑟夫·沃尔普（Joseph Wolpe）提出，他总结称，"交互抑制"是其中的重要组成部分（Wolpe，1958）。现在，很少有人提到与脱敏有关的交互抑制。恐惧症的害怕被其他地方的放松抑制的观点源于神经学——为了使身体的一组肌肉收缩，另一组肌肉必须放松，这个过程由神经系统自动实现。然而，这只是行为治疗的类比，事实却不一样，所以现在很少有人使用这个术语。更恰当的说法是，适应不良的恐惧行为是由脱敏带来的反向条件反射形成的。在冲击疗法中，会把恐惧症患者置于令他们最焦虑的环境中，并阻止其逃离。当然，会提前告知患者该疗法的原理。逃避只会强化一个人对某种情况的恐惧，一旦逃避被阻止，这个人的焦虑程度会有所上升，而当他意识到自己担心的可怕后果并没有发生时，其焦虑程度会下降。在逐级暴露疗法中，受试者被鼓励面对恐惧以逐渐消除恐惧。但是不会把受试者一下子扔进在深水区，而是逐步测试，让受试者在一步步的测试过程中慢慢消除恐惧。当然，对于治疗师来说重要的任务是要向患者强调恐惧症的不合理，并确保其在实验环境中不会出现任何新的可能支持或替代原先恐惧的事。

在乔治·奥威尔（George Orwell）的著名小说《1984》最后几页里的一个例子，很好地描述了我们该如何消除对老鼠的恐惧。在小说中，英雄温斯顿·史密斯（Winston Smith）在去了"101号房间"后，所有的异端思想被"洗净"了。那是一个可怕的地方，在那里每个人的特殊恐惧都被长期以来称为洗脑的技术利用。温斯顿对类似于老鼠般的特殊恐惧在101号房间的审讯中得到了强化，直到聪明的他发现了反向条件反射这种应对策略。他开始明白，只要忘记过去的观念，相信国家元首"老大"是真理和知识的源泉，他所有的恐惧都可以得到治愈。只要他简单地说"我爱老大"，他的反向条件反射就完成了（英国读者会注意到，现在《老大》(*Big Brother*)和《101号房间》(*Room 101*)是许多人不可错过的电视节目，恐怕我们都已经形成反向条件反射了）。

认知行为模型的核心原则

行为主义在1913年至1960年间取得了巨大成就，但也有一些局限性。斯金纳认为不存在所谓的"心智"，因为"所有行为都受到操作性条件反射的理性控制"，这一论断似乎忽略了一些非常重要的行为前兆，尤其是思维过程。起初认知

精神障碍模型：一个精神病学教授的批判性反思

行为模型的认知部分几乎是个人的研究，后来才被发展起来的。亚伦·蒂姆·贝克（Aaron Tim Beck）先于阿尔伯特·埃利斯（Albert Ellis）引入理性情绪疗法，成为认知行为模型的先驱（Ellis，1962），但是现在他们也拥抱接纳了行为的元素（Ellis，1995）。贝克被培训成为一名精神分析师之后，不再痴迷精神动力学模型，认为该模型下的治疗进程有些不必要的缓慢，并且不关注过程变化。当贝克被要求用一种经典的精神动力学方法分析抑郁症患者的梦（是弗洛伊德的"通往潜意识的康庄大道"），以发现患者潜在的隐藏冲突时，他期望发现的情形与分析理论所预测的一样——抑郁症患者会充满愤怒和痛苦。

事实上，贝克发现与非抑郁症患者相比，抑郁症患者表现出敌意的证据更少。他注意到，抑郁症患者对自己的价值、人际关系和成就有着非常消极的看法，这显然不是基于事实，而是反映在他们的梦中。之后他在思想上有了巨大的飞跃，他没有将这些负面观点视为"抑郁症的症状"，而是将其重新表述为"导致抑郁症的认知扭曲"，从而诞生了一种新的方法（Beck，2006）。通过检查每一种认知扭曲或思维错误，

第三章
认知行为模型

他能够引导患者回到他们以前的思维方式，以缓解患者的抑郁症状。这种疗法经常通过行为实验进行检验，因此被称为认知行为治疗（Cognitive-behavioural therapy，CBT）。

虽然CBT最初的研究对象是抑郁症和焦虑症患者（Beck，1976；Beck等，1985；Blackburn & Davidson，1995），现在已经扩展到涵盖精神病学的很大一部分，其中包括精神分裂症和双相障碍的治疗（Kingdon & Turkington，1993；Perry等，1999；Granholm，2016）。该模型的基本原理很简单：思维错误及其对行为的影响是精神疾病产生、维持和延续的原因。所以，勒内·笛卡尔（René Descarte）的著名格言"Cogito ergo sum"（拉丁语：我思故我在）可以稍作改动为"Cogito perperam ergo insanio"（拉丁语：我想错了，故我得了精神疾病）以形容认知行为模型。

贝克在100岁时去世，他的学术成就受到了广泛赞扬。我曾在2006年有幸参加了由人格障碍研究协会为他举办的庆祝晚宴，我用兰开夏郡（Lancashire）（我出生的小镇）式的口音回应了他的演讲，并表达了我的感谢。贝克从来没有遇到有人用这种口音平铺直叙而又充满诗意地讲话，当他以

精神障碍模型：一个精神病学教授的批判性反思

演讲的方式总结认知治疗是如何开始时，我得以有机会把它们翻译成更精简的语言，我认为这是对这种治疗形式的一种有用引导（也是对精神动力学模型的暗讽），以下是我的总结（我稍微编辑了这段讲话）。

> 人们看似礼貌地对我说
> "你必须去人格障碍研究协会"
> 我说，我不行，但是被阻止了
> "你别无选择，因为我们有蒂姆·贝克"
> "哦，哦"我说，"可能我不介意
> 以另一种方式娱乐一下"
> 蒂姆向我们详细有序地
> 说明了他所有的人格障碍
> 他说"听好了，因为有不止一种"
> 这让我真的觉得
> 严重的人格障碍意味着让人完全瘫痪
> 然后他告诉我们为什么——"在精神分析中，
> 当治疗被卡住的时候，不要担心，它只是缓慢

前行和继续弥补"

我们都为混乱的蒂姆感到难过

他不知道自己发生了什么

我们可以看到他的头脑被扭曲包裹

然后便有了答案,"认知扭曲"

我的朋友们,这是一段什么历史,至今为止一直是个谜

但我们已经接触到了最终的真理,

即认知行为治疗的真正开始

表 3.1　认知行为模型的核心原则

* 人们对世界的看法是由他们的想法决定的(认知)
* 认知会影响症状、行为、情绪和态度,从而影响精神疾病的主要特征
* 精神疾病的持续存在是持续的想法错误和被强化的适应不良行为导致的结果
* 精神障碍的显著变化总是与认知和行为的显著变化相关

检验模型

由表 3.1 可知,认知行为模型的核心原则直截了当。想法

和行为是我们存在的核心引擎，有助于我们做出影响我们命运的各种决定，通常情况下可以让我们过得还不错。乍看之下，认知作为这个模型中的主要操作者的概念似乎很奇怪。认知模型的支持者是否认为精神障碍"全在脑海里"？当然，想法会因为疾病变得紊乱；它真的是主要原因吗？当我们只能测量行为时，我们如何知道我们的认知正在被影响呢？

让我们以童年时在过马路前要碰灯柱的迷信为例回答这些问题。童年时，有许多类似的迷信行为，包括：将行动与数字或日期联系起来（例如，只在星期四洗澡）；走在人行道的砖块里，而不是在分开砖块的"线"上；在完成一项重要任务之前用手指比划特定的数字（比如在学校赛跑前）。我们重新回到过马路前触摸灯柱例子中，很容易看到症状是如何出现的。过马路时要特别小心的想法，是在生命早期需要有人陪伴过马路的行为中强化的，这让孩子认识到，穿越道路的危险等级比其他事情都要高。

孩子由此产生了一种在穿越马路前触摸灯柱的不合理的安全感，这让他们感受到他们正以某种神奇的方式保护自己免受危险。从这一点来看，一个简单的行为就足以诠释我们所描述的内容，因为触摸灯柱是一个非常重要的行为。如果不能触碰灯柱，孩子很可能变得焦虑不安，不得不绕道过马路，其行为因此被改变。然而，这一过程的主要动力是迷信思想，而不是行为，除非迷信思想被改变，否则即使行为被治疗改变，它还是可能有变回来的风险。我们需要做的事就是向孩子表明，在过马路之前触摸灯柱并非一个理性需求，还有其他方法可以检查道路是否安全，一个（轻微的）不适应行为由此被适应行为取代。

在这一点上，这个问题还没有严重到足以成为一种精神疾病，但它很容易成为一种精神疾病。触摸灯柱的选择是一个有吸引力和简单的选择，似乎很有用，但在没有灯柱的情况下，它显然是无效的，而且在极端的情况下（一个没有灯柱的道路），它完全可以阻止过马路这个行为。与其引入一套行为技术消除条件反射行为，不如引入一种新的方式（穿越道路时候的风险管理）以确保过程安全。这就涉及传授一套很容易被学会的认知模式（高速公路法规就是这样一个例子），它适当地权衡了穿越道路的利弊，而且它比触摸灯柱避险要可靠得多（图3.1）。

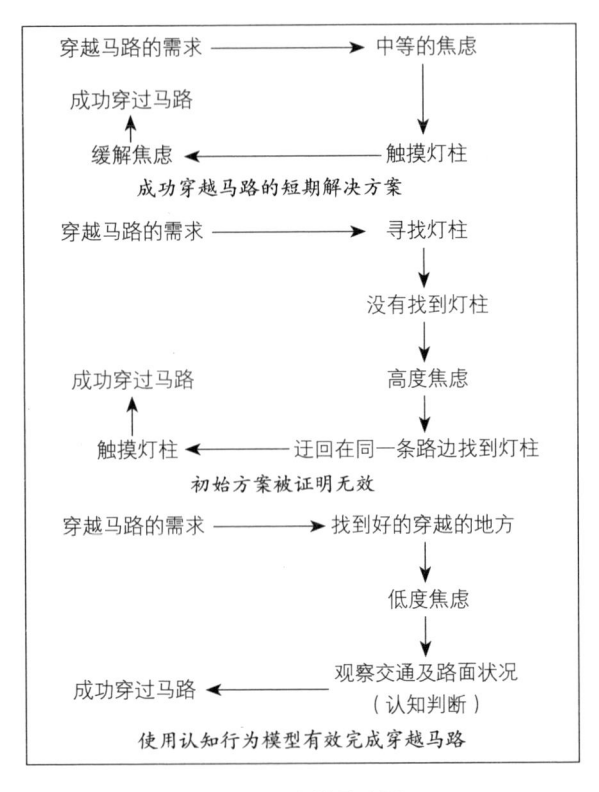

```
穿越马路的需求 ────────→ 中等的焦虑
                                        ↓
    成功穿过马路 ↑
       缓解焦虑 ←──────── 触摸灯柱
         成功穿越马路的短期解决方案

穿越马路的需求 ────────→ 寻找灯柱
                                        ↓
                                    没有找到灯柱
                                        ↓
    成功穿过马路 ↑              高度焦虑
                                        ↓
       触摸灯柱 ←──── 迂回在同一条路边找到灯柱
              初始方案被证明无效

穿越马路的需求 ────────→ 找到好的穿越的地方
                                        ↓
                                     低度焦虑
                                        ↓
    成功穿过马路 ←──── 观察交通及路面状况
                                    （认知判断）
              使用认知行为模型有效完成穿越马路
```

图 3.1　穿越马路图

基于正念的认知行为疗法

正念与精神动力学中描述的心智化有很大的重叠，只是

第三章
认知行为模型

正念在强调想法和纠正功能不良的想法这一认知治疗的核心方面，稍微有改变。正念的概念来自佛教哲学，与接纳有关。患者可能会有无数不愉快的感觉、想法和意象，这些都是他们想要消除的。"你说认知行为治疗有助于摆脱不愉快和不正常的想法，可是你得告诉我该怎么做？"这个问题问得似乎很合理。在基于正念的认知行为疗法中，会要求患者接纳这些，不与它们纠缠，也不使用所谓的分心技术避免或逃避它们。一旦患者在正念认知行为疗法中学会接纳这些不受欢迎的想法和感受，就不会过多留意它们，并通过降低它们在患者心智中的重要性，将其转移到其他不那么痛苦和不愉快的领域。现在有大量的证据表明，基于正念的认知行为疗法对一系列精神障碍，特别是抑郁症非常有帮助（Ma & Teasdale，2004；Kuyken 等，2008），被称为心理治疗的"第三浪潮"。

目前接纳承诺疗法（Acceptance and Commitment Therapy，ACT），被认为是与正念有关的一种疗法。它结合了在正念训练中学到的技能和接纳自己原本的样子的基本原则。这并不总是一件容易的事，有些时候接纳和承诺是一项艰巨的工作。这里引入了心理灵活性的概念，即通过适应不愉快的情绪，不让它们主宰我们的生活，以提高适应它们的能力。ACT的创始人斯蒂文·海耶斯（Steven Hayes）将心理灵活性总结为：

> 心理上的灵活性使我们能够以一种开放、好奇和友善的方式面对我们的不适和不安。因为最能给我们带来痛苦的东西往往是我们最在乎的东西，我们最深切的渴望和最强大的动机隐藏在我们最不健康的防御系统中。所以，要以一种不带评判和慈悲的方式看待我们自己和在生活中受伤的地方。
>
> 通常来说，我们的冲动要么是试图否认我们的痛苦，要么是通过压抑或自我疗愈，要么是进入思维反刍和担忧使得我们陷入痛苦，让它们主宰我们的生活。而心理上的灵活性会使我们接受自己的痛苦，并按照自己的意愿生活，当痛苦出现时就和痛苦待着。（Hayes，2019，p.5）

无疑ACT取得了成功，它证明了我们内心深处都有一种能力——即使在思维受到严重挑战的时候，也能重构我们的思维。

认知行为模型在临床中的实践应用

图 3.1 展示的例子在临床实践中并不常见，因为触摸灯柱的这些人不会跑到儿童精神科诊所并渴望治疗。尽管如此，当我们观察日常的临床场景时会发现，有人将类似的管理方法用在更严重的患者身上。

我们有时候会发现行为要素占主导地位，有时候认知要素占主导地位，但两者始终是相互穿插和相互强化的。让我们看一些典型的案例，观察他们是如何运用认知行为模型的。

案例之焦虑的家庭主妇

病史——主诉

一个 23 岁已婚女性，在 4 个月前嫁给了 36 岁的丈夫之后，开始出现出门时紧张、害怕的感觉。最初，症状出现于他们蜜月归来后。那时，她和丈夫搬到了距离老家 60 公里远的镇上的新房子里。她现在不敢独自出门，和丈夫以外的人一起旅行也会感到不安。

解释：她有广场恐惧症的症状，当她丈夫和她在一起时，她的这些症状就消失了。他使她感到安全，减轻了她的焦虑。焦虑时寻找丈夫和避免外出是两种"寻求安全感的行为"（Salkovskis 等，1997）。这种行为包括回避恐惧的情景，当感知有威胁时马上逃离，以及在已经处于"危险"情况下防止进一步的灾难发生。

有时候她一个人待在家里也会感觉害怕。在过去的 6 个月中，她更加依赖她的丈夫。丈夫是一个个体建筑装潢工人。他对妻子的状况非常宽容，他会带着妻子一起上班以减轻妻子的焦虑，妻子外出购物时，他也会陪在妻子身边。她曾多次尝试独自外出，但每次都有急性惊恐发作，总是觉得自己快要晕过去，这让她无法独立完成外出计划。现在，她拒绝独自乘坐公共汽车或去超市购物。

解释：她形成了条件性的回避反应。她预期出去购物会让自己感觉害怕，就回避这个行为。她回避一次独自出门，就强化了一次她独自出门有危险的想法，恐惧症也就加强了。

她的丈夫已经准备好了在她需要的时候陪伴着她,尽管他愿意这样做,但她对此感到内疚,并认为丈夫会被自己这样的需要激怒。她感觉她和丈夫的关系不像从前那么亲密了。她的性欲开始下降,并常常因为她的性冷淡而无法正常完成和丈夫的性生活。

解释:这个是继发性现象(尽管精神分析师会将其解释为原发性的,因为广场恐惧症通常被象征性认为是对性亲密的恐惧)。她的恐惧症使她更加焦虑和缺乏安全感。她现在大部分时间都感到紧张,一想到出门就会惊慌失措。这种不断强化使其症状变得更加严重。

治疗师已经确定了一组重要的适应不良症状和行为,而这些症状和行为在不知不觉中被患者放大了。

家族史和个人史

她的母亲今年49岁,一直很焦虑,多年来一直害怕坐火车。

解释:几乎可以肯定她(主诉患者)在小时候就意识到了这一点,并在一定程度上模仿她的母亲,并将这种恐惧视为合理和适当的。她是两姐妹中的妹妹,她的姐姐比她大

4岁，已经结婚8年了，和丈夫的关系也不好，曾经谈到过分居。

她的父亲是一个军官。在童年的时候，她经常随着父亲到处搬家。她的学业会随之中断，有时在转学到另一个地方后她会出现短暂的拒绝上学的症状。

解释： *这些是她成人恐惧症状的最初表现，经常出现在她11岁左右（Tyrer & Tyrer, 1974）。其中一次发作持续了两周，其间出现了严重的头痛和呕吐，不得不叫来学校的照护人员协助处理她的情况。*

根据她在学校的表现报告来看，她的表现总是不佳，她在那里待着似乎总感到不舒服。她几乎没有朋友，所有考试都没有通过，15岁就离开了学校。

既往的性格特点

一直以来她都很焦虑和害羞，很难交到朋友。但她能交到的朋友关系都是非常亲密的，她往往很依赖他们。她更喜欢有秩序的生活，她的爱好包括编织和钩编、猜字谜和看电视节目。每天会吸15支烟。

解释： *这种焦虑恐惧型人格容易产生适应不良的条件反*

射。行为模式一旦形成就很难打破,可能她长期以来都有焦虑的认知。

精神状态

外貌和行为:她是一个喜欢细致打扮的年轻姑娘,在访谈的过程中显得非常紧张。她经常会向后捋一捋头发,总像衣服上有绒毛似的拍拍衣服。在整个访谈的过程中,她坐立不安,不停地调整姿势,就像坐在钝图钉上一样难受。

言语:她在访谈中慢慢地变得不那么紧张,但说话语速很快,声音柔和。她对自己的性困难感到难以启齿,更喜欢详细地谈论自己的恐惧症症状,她坚持认为这是她所有困难背后的原因。

解释:这是一个正确的解释。一旦她的恐惧症状得到治疗,当她感到更安全时,她的性困难也会随之解决。精神动力性治疗师会就更深的问题做进一步的探索,并且会找到和她性症状的相关性,不管这个相关性是否合理。

可以明确患者患有广场恐惧症,她会在令她恐惧的场景下伴有惊恐发作。对她的治疗将会采用包括改变认知和行为的多种方法。从认知角度来看,广场恐惧症患者对威胁或危险的评估阈值非常低。当她在街上惊恐发作时,她会真的相信自己受到了威胁,不管是身体上的或来自社会环境的。在其他人看来这种威胁是不合理的,但对她来说这不重要,不需要真正的威胁出现就能让她的焦虑感受加剧或是减轻。认知治疗的第一步,就是提醒患者理解这种现象。在患者惊恐发作即将崩溃的情况下,给出她"这没有什么可担心的"虚假保证是毫无价值的。尽管我们知道患者在惊恐发作时认为自己即将崩溃的体验,只是犯了一个认知上的错误,她却感受到了与一个真正即将失去意识的人非常相似的经历。

从行为治疗的要素来看,可以通过之前讨论过的将患者逐级暴露于危险情景的方式消除条件性的回避反应,只是有时需要安排一些小任务和行为实验来检验患者的进步程度(Salkovskis & Hackmann,1997)。例如,通过打破恐慌感与心脏病即将发作联系起来的循环,以克服广场恐惧症患者的恐慌。获得初步进展之后,要求她记录自己的焦虑感受日记,以形成她的焦虑"个人指纹"。这会使她相信事情并没有固定模式。但结果表明:在下午她丈夫下班回家前的一个小时,她开始习惯性地不那么焦虑。我们只能猜测其真实原因,但在实践中，我们会安排她在下午4点独自去超市。这是一个有用的实验，可以测试出这是否是一天中最适合将她暴露于恐惧刺激的一个时间。

在精神动力性治疗中，移情和反移情占据很重要的位置。在认知行为模型中这些相对不那么重要，在电脑终端给患者治疗会获得同样的成功就是很好的证明（Proudfoot等，2003）。随着治疗手段的不断进步，可能这是提供这种治疗的最佳方式。尤其在COVID-19大流行时，这种方式成为很多人的首选治疗方法。

案例之疑病症和抑郁症

上述焦虑的主妇是一个广场恐惧症患者，反映了一个很清晰的行为相关问题，被认为是非常适用认知行为模型的病症。现在让我们来看一个更复杂的案例，抑郁症和疑病症（健康焦虑）是其突出特征。

病史——主诉

患者为29岁女性，是一家银行的高级秘书。她是由全科医生转介给精神科医生的，原因是伴随着对身体健康的过度关注，反复出现焦虑和抑郁症状。在转介情况中有一部分内容是这么描述的："她经常在晚上打电话让我出诊，或者半夜把我叫到急诊科，以确认她是否心脏病发作了。尽管我向她保证，所有的检查都很正常，她没有任何心脏病的迹象，但她还是不相信我。我对她很失望，她对我也很失望。她最近变得更抑郁了，说她不能再这样下去了。我现在特别担心，因为她威胁说，如果她的麻烦没有结束的希望，她就会选择自杀。"

解释：她认为自己心脏病发作的错误想法，因为没有得到主治医生任何有效的解释而加强。她变得抑郁也就不那么奇怪了。

既往病史

这要回到9个月前，忙碌了一天之后的患者回到家中休息时突发心悸和出汗的症状。当时，她感觉自己快要死了，她认为自己可能是心脏病发作了。医生不到半小时就来了，这时她的病已经好了。毫无意外，医生给她做了检查，并没有发现重要的问题，她也相信了医生的话。

4天后，她在银行办公室文字处理机前工作时再次发作。

同上次一样，出现了心悸和出汗的症状。大约5分钟后，她开始觉得自己要崩溃了，她相信上次一定是医生搞错了，她肯定是心脏病发作了。她的同事见她这样，也认为她有严重的健康问题。一个护士查看了她的情况后迅速地将她送到了当地的急诊室。她接受了科室几位医生的建议，做了一系列的检查，包括心电图检查。发现她的心脏有杂音后，医生建议她去心内科再做进一步的检查。

解释： *尽管目前并没有找到真正的病理原因，但是她的同事和职业健康护士的做法加深了她对自己患有心脏病的怀疑，这更让她坚定了自己最初的想法。*

进展

通过检查证实她并没有明显的心脏病变，这让她再次感到放心。后来，她又坚定地认为一定是医生搞错了，因为她一周发作了4次，她永远无法预测自己会在何时发作。当她的家庭医生告诉她，她的情况可能与压力有关时，她感到很生气。她清楚地描述了这些症状是如何在毫无预兆的情况下发生的，甚至通常发生在她坐在椅子上最放松的时候。最近，她的下肋骨处也出现疼痛，这让她更加确信自己有心脏病的想法。

解释： 她的症状没有得到任何合理的解释之前，有人将此和"压力"联系在一起，让她难以接受，因为在她看来这与她的症状没有任何联系。所以，当她发现肋骨疼痛时，便找到了一种与患有心脏病更合理的联系，从而加强了她对自己患有心脏病的念头。

初步治疗

全科医生建议她去做心理咨询，被她愤怒地拒绝了，她坚持认为她持续的问题并不是心理问题。她的发作仍在持续，她变得沮丧而抑郁，看不到未来，她开始觉得活下去毫无意义，有时甚至不介意自己死于某一次发作，至少在她看来这样就可以"解决问题"了。因为频繁咨询她的全科医生，她开始对此感到内疚。当她对医生说，她正在成为医生工作中的负担，如果她死了可能会更好时，医生惊慌失措，并说服她转介到精神科医生那里。

解释： 她现在变得非常抑郁，并且再次表现出对自己症状的误解，而这些症状是可以由认知行为模型预测出来的。现在是时候积极地利用这个模型改变她的想法和行为了。

第三章
认知行为模型

运用认知模型治疗

为了说明该模型在实际操作中的作用，我会逐字记录认知治疗师和患者之间的互动。

她走进诊室，看起来很痛苦和阴郁，很明显她很抑郁。

患者：很抱歉打扰你，但我的医生坚持要我来。但你会像其他人一样，发现我根本没有什么毛病，然后跟我说我没事。反正我也不值得你们帮助。

治疗师：如果你不值得帮助，为何你的医生还把你转介过来？

患者：他不过是想脱手罢了。我的朋友们也是一样。他们都不想理我了，我真的很讨厌。他们只想让我从他们的生活中消失。

治疗师：是什么让你这么想的？

患者：他们都不跟我一起走，除非必要他们都不跟我说话。我想他们知道我得了绝症，和我在一起时会让他们觉得尴尬。

治疗师：是什么让你感觉你得了绝症？

患者：我总是间歇性的心悸和出汗，我知道我是心脏病犯了，但是没有一个人相信我。

治疗师：我能理解你的感受。但是我是否可以和你确认一下有没有其他可能引起心悸和出汗，如果你有个双胞胎妹妹，她来找你说她有心悸和出汗症状，除了心脏病发作之外，你觉得还有其他的可能吗？

患者：嗯，我是有个妹妹，她有时也会间歇性地出汗和心悸，但她有糖尿病。

治疗师：好的，我同意，糖尿病是一种可能，还有其他的可能吗？

患者：我想我儿子在看电视播放他最喜欢的球队莱切斯特城队的比赛时会这样，当球队丢球的时候，他就非常激动，好像到了世界末日一样。

治疗师：所以看比赛的压力感会导致这些症状？

患者：是的，我叔叔罗恩以前也会心悸。他在矿井里工作，得了肺病，好像是肺炎什么的。

治疗师：嗯，现在有很多可能性了。那么，我

第三章
认知行为模型

能请你帮我做个练习吗？如果把你放在我的位置，在接下来的几天里会有100个患者找你，他们都有心悸和出汗的症状。有些人可能患有糖尿病，有些人可能患有心脏病，有些人可能处于压力状态中，有些人可能有过敏反应。根据你的经验，他们的症状都有可能是什么引起的？

患者：好的，当然我肯定不是专家。

治疗师：那你能帮我猜一下每一组可能的数字吧，就从最常见的开始。（治疗师画了一个图，显示了大致的分布比例，见图3.2。）

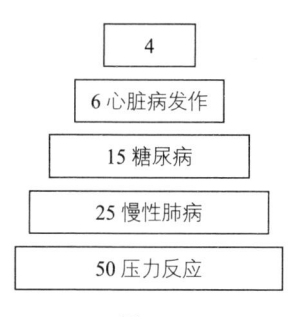

```
        ┌─────────────┐
        │      4      │
        └─────────────┘
      ┌─────────────────┐
      │  6 心脏病发作    │
      └─────────────────┘
    ┌─────────────────────┐
    │    15 糖尿病         │
    └─────────────────────┘
  ┌─────────────────────────┐
  │    25 慢性肺病           │
  └─────────────────────────┘
┌─────────────────────────────┐
│      50 压力反应             │
└─────────────────────────────┘
```

图 3.2

备注：让患者诊断，在100个转诊到诊所的病人中，可能导致心悸和出汗的原因。

治疗师： 我们现在有结果了，我大受鼓舞。因为只有不到十分之一的心悸和出汗的人可能患有心脏病，所以当他们进来时，我要做的事情比我想象的要少得多。

最后，治疗师以问题的成因结束了谈话，而这个问题的成因有可能被患者复制并带回家，以强化她在第一次面谈中取得的进展。当然最好的方法之一就是把患者带入她最近非常担心自己健康的那段体验中，一旦确定是哪段体验影响了她的症状，就需要注意发生的具体日期、确切时间、当时的情形和发生的事情。接下来的对话，有可能是这样的：

患者： 我刚刚下班回到我空荡荡的家，当时正在为新来的经理似乎没有意识到我最近在工作中的努力和付出感到焦虑。在泡茶时，我注意到自己开始出汗，我感觉害怕，我当时的念头是："哦，不，又要来了。"我检查了我的脉搏，的确比平时要快，我以为自己又要心悸了。穿过厨房时看见镜子里的自己面色发灰，我更加焦虑了，感觉自己的心脏病马上发作了。

治疗师：当时你是怎么想的？心脏病发作意味着什么？

患者：就好像我会死得很惨。

治疗师：那一刻你脑子里有什么画面出现吗？

患者：是的，我的葬礼。

治疗师：那你看到了什么？

患者：棺材被放入地下，而且周围几乎没有什么人。

治疗师：为什么没有什么人呢？

患者：因为我还没有机会找到那个对的人，我知道我的前任不会在那里。

治疗师：死亡对你来说意味着什么？

患者：我就不再活着了，或者也没有孩子了，或无法看着他们长大。

治疗师：所以，当你感觉自己心脏病要发作时，困扰你的不仅仅是对心脏病发作的恐惧，还有很多

精神障碍模型：一个精神病学教授的批判性反思

你在生活中想做还没有完成的事。我们必须考虑到这一点。

在接下来的过程中，可能还有患者完成的当她出现这些症状时的详细日记，以及她在此之前或之后出现的相关想法，但以上部分才是关键。

想要了解认知行为模型和其他模型之间的根本区别，要仔细研究上述案例中的对话。你会注意到，在访谈过程中，患者和治疗师之间的互动发生了变化。一开始，患者期望找到治疗师提出的毫无意义的问题的答案，或者她企图将这一切与那些向她做出她的身体没有问题的空洞的（她认为是）保证联系起来。在访谈结束的时候，她却说服治疗师大多数人（但可能还不是她自己）的心悸和出汗症状，可能不是心脏病发作引起的。

这种交互在使用认知行为模型治疗中是非常常见的。这是一个很好的基于经验的临床干预例子（Salkovskis，2002），即温柔地探索病人（和治疗师）的看法，逐渐将他们引向更常见的认识。在后续的治疗部分，我们将使用相同的方法探索患者抑郁症的症状，因为这些症状已经对患者的问题产生了影响。

没有人关心她的假设（尽管有一些相反的证据），那是一种必然受到挑战的抑郁性认知。对于疾病模型的拥护者来说，这些抑郁的想法是隐藏在抑郁症背后的生化紊乱的直接后果。然而对于认知治疗师来说，这些想法会加重患者的抑郁程度，或者更为常见的是导致患者抑郁症状的持续和发展。治疗师不会反驳患者，而是会去探究到底发生了什么，让患者直面那些自认为不受欢迎和被忽视的假设。

在进一步的讨论中，患者在描述医生的态度时重复了同样的消极思路。医生对她身体健康没有严重问题的诊断与她自认为的身体状况产生了矛盾。"他一直说没什么问题，"她强调说，"但我知道自己的感受。当我感觉很糟糕的时候，我就会发作，以前从来没有发作过，所以很明显是出了某方面问题的。"这使得她在抑郁的想法中愈走愈远，从而把医生对她身体健康的诊断理解为对方想把她从治疗名单中剔除，因为她认为自己正在成为一个累赘。

起初，她把误诊归咎于医生，后来她责怪自己，其中一个原因是，随着她变得越来越沮丧，她的惊恐发作消失了。因此，她认识到自己在发作期间的症状可能没有她最初想象的那么"真实"，也许她真的要为打扰医生而受到指责。在处理抑郁症状时，治疗师也可能会采用某种形式的行为疗法。从查尔斯·达尔文（Charles Darwin）患严重抑郁症的那个时代开始，人们已经认识到积极的行为活动有助于缓解症状，如今这种方式已被正式命名为行为激活疗法（Behavioral Activation Therapy），并且是已经被证明了的有效方法（Ekers等，2011）。

一些案例表明，在认知行为模型中，治疗师真正感兴趣的是症状和行为，因为这是治疗的基础。人们普遍认为：那些谈论自己个人疾病症状的人是最无聊的。没有人愿意听他们的抱怨，并且他们会愉快地期待着有机会开始自己新一轮的抱怨。值得提醒的是，在认知行为治疗领域，作为听众的治疗师确实想听。更具体地说，他们想知道与患者每一个症状相关的信念和想法，这些将有助于理解患者，并有可能在某些时候的治疗中发挥作用。

在其他模型中，症状和行为在评估和照护过程中是次要的。在疾病模型中，症状和行为仅仅是疾病诊断的指示牌；在精神动力学模型中，它们是象征性的线索。因此广场恐惧症症状的表现和性冷淡，会被释梦者看作厌恶性交的象征。在社会模型中，把症状和行为作为所谓的医疗状况的标签，不过这些疾病确实有社会原因。

认知行为模型是一个非常通用的模型，除了我们已经描述过的情况外，它已经成功地应用于所有的心境障碍（Beck，1995）、进食障碍（Freeman等，1988）、人格障碍（Beck，1991，Beck等，2015；Davidson & Tyrer，1996；Davidson等，2010）、酒精和药物滥用、睡眠障碍以及其他生理功能问题、婚姻关系失调（Schmaling等，1989）。可以从模型的一般原则中明显地看出，这些人都有类似的功能失调性的想法。厌食症女孩的核心先占观念，是她的身体肥胖得令人厌恶；人格障碍患者的亲密关系不断破裂，但在任何情况下，他们都认为是别人的错；酗酒者认为，酒精会使沮丧的他们振作起来；失眠症患者一刻也不合眼，是担心自己会因永远清醒而死去。

更具适应性的、适当的、理性的想法不容易取代非理性的想法，却可以通过认知治疗这种具有协作性、经验性的方法实现。试想由一群马拉着的一辆车的情形。通常马车是由车夫控制的,马匹会在车夫的命令下保持静止、小跑或疾驰的状态。如果把人遭遇这些障碍时的状态比作失去了车夫控制的马车,那么患者就是失去车夫控制的马车上的乘客。此时车夫只能提醒马车上的乘客采取躲避行动,并希望马匹能够在马车上的乘客受到严重伤害之前恢复理智。在整个过程中,认知行为治疗师就是这车上的车夫,他随马疾驰,并帮助马匹找到一种不那么疯狂的运动形式让它们平静下来,并让其周围的人更舒服,所以,最终它们都会回到车夫的(适应性的)控制之中。

认知行为模型的其他应用

我们是通过反向条件反射治疗患者的恐惧症的,但是同时运用了经典条件反射和操作性条件反射。厌恶疗法就是运用经典条件反射的最好代表。例如,酗酒者持续过量饮酒是非适应性的行为,这会导致他进一步饮酒(通过依赖)(Ghodse & Maxwell, 1990),以及在生活中会不断出现问题。

第三章
认知行为模型

不幸的是，滥用酒精造成的伤害是延迟的，而其过程往往是愉悦的。根据条件反射规律来看，饮酒的行为被强化。其非适应性的反应是"酒精对你有好处"，这在短期内似乎能解决生活中的许多问题。在厌恶疗法中，会将一个令人非常不快的负面刺激——反应模式尽可能地与被强化的非适应模式放在一起，使两者产生联系，这会让人在喝酒时产生一种令人不快的感觉，以压倒之前的愉悦感。

还有另一种治疗方法可以展示经典的行为疗法，因为它惩罚强度过大而很少使用。在酒精滥用的厌恶疗法中，呕吐是最常见的负面刺激反应。这是很久以前的事了，它发生在我的第一份精神科工作中，我被要求在接下来的练习中担任"酒保"。

当时我被要求扮演服务员的角色。我递给患者一杯含有艾美汀（一种催吐药）的酒。为了增加整个过程的真实性，病区被布置成一个令人舒适的环境，有柔和的灯光、音乐和假扮成老练兔女郎的欢快护士。起初一切都很好，后来患者变成了不幸的受害者，经历了一个恶心、呕吐、头晕到极度痛苦的循环过程。当患者开始感到恶心和呕吐时，音乐就被关掉了，工作人员的态度也发生了变化。他们开始斥责患者的卑劣和堕落，只要他继续喝酒，这种情形就会持续下去，戒酒是他们得以解脱的唯一的方案。

局外人看到这出"小闹剧"，会认为这种治疗是一种虐待或不人道的，羞辱了参加练习的受害者。这种反应是可以理解的，如果你了解了工作人员的行为是为了让负强化得以最大化，最终也是为了患者的康复，并且在整个过程中，患者也是知情者，那么你就能理解这些行为了。这种治疗现在很少使用，如果可以修正以避免呕吐反应，该方法仍然可以产生负强化作用（Blake，1965）。

辩证行为疗法是一种具有额外附加成分的高度结构化的认知行为治疗方法，也曾被修正用于治疗酒精和物质滥用。但我要强调的是，它与上述的方法并不相同。

认知行为模型也广泛用于治疗儿童的临床问题和智力障碍。残疾儿童的主要障碍常常是无法独立自主进食。在过去不能自己进食（对于智力正常的孩子来说，类似的行为表现为不会三思而后行）被认为是智力障碍表现的一部分。现在我们意识到，很多这样的孩子是具有变得更独立的潜力的。

第三章
认知行为模型

基于经验的干预与简单的强化相结合，可以最大限度地发挥那些可能处于休眠状态的能力。这可不像听上去的那么容易，毕竟相比健全的孩子而言，给本身能力不足的孩子更少的关注似乎是一件挺难的事，但是要知道关注本身就是一种有力的强化。在其他类型的异常行为中，特别是具有破坏性和摧毁性的行为，可能需要使用更强的负性强化。

受过良好的学习理论和认知疗法方面训练的治疗师能够设计出治疗各种异常行为的方案。评估的第一部分是找出是否有行为出现的诱因，以及它是否可预测（行为或功能分析）。然后研究减少或增加行为的反应（正性强化和负性强化），一个好的行为矫正项目应该设置接近相同数量的正性强化或负性强化。认为认知行为主义治疗师有惩罚倾向的观点是错误的，其实他们更喜欢奖励。要完成一个认知行为治疗方案，所有与来访者相关的人员都需要参与，包括父母、孩子、护士或医生们，并且就该如何运作达成共识。这一点很重要，如果参与治疗的不同人员之间意见不一致，将大大降低其有效性。

行为激活疗法是现在治疗抑郁症的一种行之有效的方法。

它比标准的认知行为治疗花费的时间更少,包括鼓励停止回避被暂时放弃的活动,减少无益的沉思(Veale,2008)。

对认知行为模型的批评及其辩驳

认知行为模型的批评者认为该模型的应用及其价值被夸大了。在他们看来,认知行为模型只是以一种相当精妙的方式,包裹了一层又一层的专业术语,然后告诉患者"多想想你在做什么"(认知部分)和"振作起来"(行为部分)。该模型把症状和行为作为精神疾病的基本要素的观点激怒了精神动力学模型的倡导者。在精神动力学治疗师的眼中,行为只是一系列复杂心理过程的最终产物,并且涉及意识和潜意识。将异常行为等同于疾病的说法忽略了所有过程因素,一个想要自杀的人,把车开到悬崖边而后跳崖自杀的异常行为,只表现在他生命的最后几秒钟里,导致他自杀的心理过程却出现在数周或数月前。如果患者当下的跳崖自杀行为被一种临时形式的正性强化阻止,或者被一种针对绝望感的认知干预延迟,但是他潜在的内心冲突并没有得到解决,那

第三章
认知行为模型

么，患者的这种冲突还会以另一种形式影响他的行为。行为主义与合适的认知相结合，并不足以解释路德维希·凡·贝多芬（Ludwig van Beethoven）、威廉·莎士比亚（William Shakespeare）、列奥纳多·达·芬奇（Leonardo da Vinci）和米开朗基罗（Michelangelo）等创造性的天才现象。把他们的成就看作条件反射和非条件反射的最终产物或"良好定位"的正性和负性强化的最终产物，是令人可笑的。否则，岂不是人人都可以获得天才一样的成就。

认知行为治疗师认同批评者的观点。他们认为，认知行为模型不是灵丹妙药，只是与非适应性的想法和功能行使有关。但是适应性的功能是多种多样的，而非适应性的功能则倾向于刻板一致。他们也针对萧伯纳式的批评作了回应：行为治疗的所有原则都是不言而喻的，不需要特别的知识；很多处理问题的常识性方法是非常不恰当的，会导致适应不良的学习。比如，每当孩子表现出一丁点的痛苦，他的母亲都会马上拥抱他，这就很可能建立一种寻求关注的反应模式，孩子会把这种行为变成操纵大人的方式，或者这个孩子有可能变得过度依赖和黏人。

精神障碍模型：一个精神病学教授的批判性反思

随着认知行为模型的发展，更复杂的技术被引入其中。这些技术远远超出了巴甫洛夫条件反射或对功能失调思想的纠正和调整，比如我们已经提过的建模，包括向来访者展示理想的行为方式（例如播放一段患者平静地接受牙科治疗的视频）；还有塑造，包括通过强化不断地接近所需要的最近似的反应。更复杂的信念系统或图式（Young，1994）比孤立的想法更难改变，需要对认知行为模型进行不同的修正。然而我们总是试图忘记它，我们复杂而明显的原始行为是由许多遵循某些既定规律的较小的行为单位组成的，就好像那些组成我们内在的相同的基本结构单元——DNA 分子的双螺旋结构一样。为什么没有人对此表示异议，却滔滔不绝地谈论认知行为理论过度简化，这是不够理性的做法。

认知行为模型在许多问题上与疾病模型存在着一些分歧。它发现疾病角色对心理障碍的患者（例如躯体健康焦虑）是不适用的，并可能导致患者功能残疾。更糟糕的是，还可能由此衍生新的疾病（即医源性疾病）。通过被动地接受，患者从医疗模式中获得更多回报，他会像陶工转盘上的一块黏土，被塑造成医生选定的形状。这种形状可能是对的，也可能是

第三章
认知行为模型

错的,但更有可能是后者,因为医生会受到患者器官功能的定向限制,只能通过他受训过的眼睛识别疾病。我们的黏土患者以他的新模式回归社会后,一旦意识到自己仍然不适应还会回头去找医生,便有可能由此陷入一个入院-复发的循环之中(大约一半的精神病住院患者会再次入院),直到医生或患者因疲惫而停止。

如果医生是一个被辱骂和蔑视的职业,那么这种关注就不会有影响,但就目前的情况而言,所有这些关注都积极地强化了患者的角色。因此,独立的人变成了被动的患者。在随后的就诊咨询和疾病复发过程中,患者塑造自己命运的能力会被逐渐削弱,直到他不再独立思考或行动,最终在刻板机构中形成慢性住院患者的行为,目前这种情况已经比较罕见了。当动物被置于由他人决定会有什么发生在它身上时,这种状况也会再现,这是一种无动于衷、悲伤的状态,现在常被称为习得性无助。而遵循疾病模型的医生会在不知不觉中助长患者的这种无助感,从而引发新的"疾病"。

对行为治疗师来说,医疗过程中的等级权威性是陌生的。在认知行为模型中,不会有任何权威和专制手段。该模型由

精神障碍模型：一个精神病学教授的批判性反思

有专门技能的人组织治疗，团队中的其他人也可能参与实施该治疗计划（受过专门训练的护士往往是必不可少的），但治疗者和被治疗者之间的双向合作关系是不会在等级森严的氛围中发展起来的。仅仅告诉患者某专家认为某种治疗方法最好是没有用的，除非向患者解释选择该治疗方法的具体原因并获得其配合，否则任何好的治疗方法都不会奏效。因此，在有关各方之间建立一种非正式的关系，以避免权威的声明，才真正符合每个人的利益。此外，认知行为模型的目标和方法，甚至是基本原理，可以很容易在治疗师和患者之间通过简单的语言进行讨论。

认知行为模型的拥护者用该模型治疗时，要反复面对的另一种批评就是替代症状。这个概念是从精神动力学理论发展而来的，特别是弗洛伊德的"液压"概念。根据弗洛伊德的说法，症状是力比多的不健康表达。如果自我和超我允许，这些力比多会以不同的方式表现出来。因为它们是被压抑和被否认的，它们会以一种陌生的形式重新出现——精神症状，这是自我可以接受的，因为它们完全掩盖了真正的问题。仅仅把这些症状看作是疾病，治疗的重点就是消除它们，而问题就会以另一种形式重新出现，就像希腊神话中的九头蛇一样，砍掉它的一颗头，它会长出两颗新的头。新的症状会不断取代旧的症状，直到治疗师更深入地探索，才会有真正的进展。

行为主义者注意到了这种理论上的批评。他们没有以同样似是而非的方式为对症治疗辩护，而是转向了经验证据。我们查看行为治疗的一些后续研究时发现，没有证据表明替代症状明显地发生（Emmelkamp & Kuipers，1979）。如果症状再次反复，其性质几乎与最初的症状相同。替代症状在很大程度上像是一个迷思，不应该成为不直接治疗症状的理由。

社会模型的倡导者也对认知行为模型的广泛应用感到不满，他们给出了不同的理由，那就是条件反射和控制认知的概念让他们担心。在他们看来，尽管条件反射和控制认知的理论在最初时可以用来消除不愉快的症状，却很容易被他人操纵并诱导，形成从众思想。例如，过去同性恋被认为是一种犯罪行为（同时也是官方疾病分类中的一种疾病），如今在这个更开明的时代却被看作是正常变异的一部分。过去的行为治疗当然没有帮助大家变得更开明，反而被用来论证同性恋是一种需要被消灭的异常行为。因为在他们看来，同性恋对同性的性反应是不正常和不健康的。在其最简单的治疗形式中，当来访者对同性的裸照表现出性反应（如阴茎体积描记仪所记录的阴茎充血）时，他会被负性强化（如接受电击），而对异性的类似反应则会被正性强化。洗脑技术也是沿着同样的思路发展的，人们可以被迫相信一些他们完全陌生的事情，并以这种完全陌生的方式行事。然而，这种争论只是基于行为治疗的有效性，而不是其所谓的道德或政治立场。如果有人想改变一个人的性取向或其他偏好，认知行为模型可提供一种自愿的方式，但是它不一定会奏效，也不应该被额外施压。

认知行为主义者意识到其治疗手段的影响力，他们有理由为其辩护，毕竟所有成功的疗法都有被滥用的可能，这不能成为放弃使用它们的理由。值得肯定的是，在认知行为疗法的治疗中，患者是被鼓励接受治疗的，而不是被外部机构强迫的。这可不是冠冕堂皇的说辞，因为某些违背自己意愿前来接受治疗的人，无论是同性恋者、恐惧症患者还是强迫症患者，几乎对治疗没有反应。只有在一个奥威尔式的统治的社会里，洗脑才会成为司空见惯的事，而我们有责任确保

第三章
认知行为模型

这样的社会永远不会形成。只因一个治疗方法具有的潜在危险，就否认它从心理学上来说是有效的治疗方法的做法是非常错误的。

认知行为模型将精神疾病从动力学理论的阴暗洞穴中带了出来，并光明正大地对其进行研究，记录和处理了它所观察到的蔑视任何事物的无端猜测。大多数精神障碍由异常的行为和症状组成，而不只是疾病。认知行为模型在实验心理学上具有坚实的科学基础，这使它能够进行设计并预测治疗的效果，而不是仅仅依靠经验主义。尽管相对精神病学来说，它是新的模型，但它的支持者相信它会成为未来发展的主力。如果学习精神病学的人想在未来成为更有用的临床医生，需要更多地了解认知功能失调，并学习理论，而不是只关注某种疾病的细枝末节。尽管该模型具有一定的适应性和复杂性，但其基本原则是非常合乎逻辑的。

让患者获得掌控感

认知行为模型是本书中描述的最新模型，它充满了合作

精神障碍模型：一个精神病学教授的批判性反思

精神，让治疗师和患者得以共同踏上探索症状之旅，去探索那些最初感觉神秘却在后来被理解和克服的症状。它成为最受患者接受的模型也就不足为奇了。虽然认知行为治疗是由精神病学家贝克提出的，但现在更多的是由心理学家和其他专业人士（如护士）实施，而不是医生。我个人认为，医生在进行认知行为治疗时习惯于直接告诉患者他们哪里出了问题，这种说教的方式不能算是认知行为模型的一部分。在最佳的治疗中，患者不是通过被告知的方式发现自己问题的，而是在治疗的过程中自己发现问题并解决问题的，这个过程有时被称为"引导式探索"。

这种方法揭示了患者的症状到底是什么样的，通常可以帮助那些多年来一直遭受痛苦却没有向任何人咨询的人。例如，最近我们看到一个患有强迫症超过20年的人，并且其症状有持续的趋势，他总觉得有一些灾难即将发生，而他个人将负全责。其表现为：过度怀疑，需要反复检查，重复的行为（仪式性行为）或反复思考（思维反刍）。尽管在其他人看来，患者的这些活动是不必要的，并且在某种程度上是会受到抵制的。然而，不进行这些仪式性行为和思维反刍，患者

第三章
认知行为模型

就会陷入难以忍受的焦虑。

这个个案的症状最常见的是过度怀疑,当从其他人身边走过时,他的手必须靠近自己身体以防意外接触他人可能被误解为骚扰,怀疑自己对他人造成伤害。例如,当他驾车超越骑车的人时,会怀疑是否发生碰撞,因此必须停车等待骑车的人追上他,向他证明他们还活着才行。他还会对自己脸上的瑕疵进行长达6个小时的检查,以确保它们不会扩大,不会癌变。

患者的这些症状可以用认知行为模型系统地探索、测试和治疗。在这个阶段,还不能确切地说出需要多长时间,最后结果会是什么,尤其是某些顽固性强迫症的确很难治疗。即使在这个阶段,仍然在患者身上有了惊人的根本性的新发现,他第一次能够在相互理解的环境中自由地谈论他的症状,并认识到这些症状不是他必须克服的障碍,而是有可能消除的。他也意识到,他并不是唯一遭受这样痛苦的人。每个人都有侵入性的想法,而对这些想法的反应决定了它们是成为精神障碍的一部分,还是成为平淡的自然存在的一部分。

现在他有了一些思路处理他的症状。诚然他是在外部力量的帮助下（通常被称为引导性探索）检验每一种新方法的，这需要他在治疗过程中扮演核心角色，让他感觉是自己控制着一切，这对他会有很大的帮助。症状是会反复的，如果未来他好转后复发，这些症状就不会再被他视为灾难性的。他可以用同样的方法以不同的形式再次尝试治疗，将掌控权握在自己手中，通常这会发生在专业指导之前。而在实践中，这意味着使用认知行为模型治疗后的严重复发比使用其他模型治疗后的严重复发概率要小（比如和疾病模型相比），因为在其他模型里，患者在治疗中所负的责任要少（Evans等，1992）。

所以，我们的患者和多年来从这种模型中受益的许多人就像无法理解当地语言的外国游客一样，一旦开始欣赏常用的单词和短语时，一种全新的经验和理解的景象就在他们面前展开。许多不确定和陌生的东西也变得熟悉，就像家常便饭那样，因为沟通障碍而疏远的陌生人现在成了朋友，恐惧和怀疑被肯定和支持的温暖取代。认知行为模型的语言并不难学，也会产生类似的好处，在本章的前几页就已经说明了其无可辩驳的逻辑。

第四章
社会模型

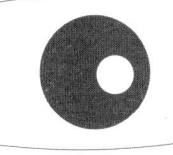

第四章
社会模型

> 我们不寻找任何特定的器官作为精神错乱的根源，也不假装直接作用于心灵或灵魂，我们的目标是将患者作为一个整体研究，作为一个在身体、智力、道德和社会关系方面都独立的个体进行研究。
>
> ——亨德里克·范·李文（Hendrik van Leeuwen）

精神病学家认为，精神病学的所有社会模型都有一个相同的基本前提，社会力量的广泛影响作为精神疾病的病因或诱因比其他因素更为重要。从表面看，社会模型似乎是精神动力学模型的简单延伸。精神动力模型会将患者置于其个人关系，尤其是家庭关系的背景下看待，而社会模型则视患者

精神障碍模型：一个精神病学教授的批判性反思

为更大舞台上的角色，即他在整个社会中的角色。看上去精神动力学模型的方法也能适用于社会模型。但事实并非如此，因为这两种模型之间还有其他重要的区别，表 4.1 对这些区别进行了总结，下文将对这些区别进行更详细的探讨。

表 4.1 社会模型的核心原则

* 精神障碍往往是由看似独立的生活事件引发的
* 与阶级、职业地位和社会角色有关的社会力量是精神障碍的诱因
* 精神障碍患者的症状往往是受社会影响才出现和持续存在的
* 许多表面上的精神失常被误认为是疾病，实际上应该被视为暂时的适应不良

长期以来，社会学和精神病学一直保持着健康的合作关系，精神疾病的社会精神病学模式也是在此基础上发展起来的。

或许埃米尔·杜尔凯姆（Emil Durkheim）应被视为社会精神病学派的创始人。他在1897年发表的关于自杀的经典著作中指出，社会因素尤其是与世隔绝以及随之而来的社会纽带和约束的缺失（反常现象）是预测自杀的重要因素。事实上，在许多情况下，这些因素似乎是自杀的直接原因。最初，大多数精神病学家并没有认识到精神疾病是社会力量的直接

第四章
社会模型

后果，是经历很长一段时间产生的。当时，他们大多是埃米尔·克雷丕林（Emil Kraepelin）（疾病模型）的追随者，或弗洛伊德（精神动力学模型）的追随者。疾病模型坚信，对精神疾病的生理解释指日可待，而精神动力学模型则忙于从显而易见的事物中寻找晦涩难懂的事物，其目的都是一样的，那就是为精神障碍找到一个共同的"疾病"解释。在过去的几十年里，其他模型的缺陷使人们开始认真思考社会模型，并在近期接受了这一模型。尤其有越来越多的证据表明，社会力量是导致许多精神疾病发生和持续存在的主要原因（如 Brown & Harris，1978；Totman，1979；Ritscher 等，2001），现在这种模型已在精神病学界占有一席之地。

令人感到惊讶的是，社会模型在某些方面是花了很长的时间才得到精神病学界尊重的。多年来，人类一直将许多形式的疾病视为对外部事件的反应。几个世纪以来，人们一直认为有些人会在失去配偶后"心碎而死"。虽然有时被视为无稽之谈，但事实证明，丧亲之痛过后，配偶在接下来的 6 个月内死亡的风险较高，而心脏病成为这个阶段最常见的死因（Parkes 等，1967 年）。

生活事件、社会力量和内源性疾病

最近，社会心理学家和精神病学家在使用可接受的科学标准衡量社会力量的影响方面取得了特别的进展。我们知道，许多会对个人产生影响的社会力量，在程度和性质上是有很大差异的，其中有些很可能是疾病的后果，而不是原因。仅仅对这些进行描述不足以对假设进行检验，还必须对它们进行量化。许多精神疾病最初被认为是完全独立于社会或环境因素的，当疾病显现时，它们是由上帝的行为或行星和恒星的运动控制的，占星术的追随者会注意，这仍然是一个积极的主张。"疯子"是对精神病患者的俗称之一，字面意思是"精神错乱的人"。在这些人看来，精神错乱的表现会随着月相的变化而变化，尤其在满月的时候症状更加突出。尽管没有证据表明这种说法是正确的，但许多非专业人士和某些医疗专业人员仍然相信这种说法（Owen 等，1998）。

显而易见，社会因素和社会力量导致精神疾病的产生，这一观点还需要更长的时间才能被充分证明。而其重要性得到提升的一个关键因素来自精神病学家对生活事件的研究——对人们生活中具有重大影响的关键事件进行正式描述。

给不同生活事件进行评分的概念，是托马斯·霍尔姆斯（T.H. Holmes）和理查德·雷赫（R.H.Rahe）首次引入的。他们的社会再适应评定量表（Holmes & Rahe, 1967），是众多日益复杂的量表中的第一个（Paykel 等，1971；Brown & Harris, 1978）。霍尔姆斯和雷赫会通过产生的变化程度量化特定生活事件的严重性，并且所有事件都被记录为生活变化单位（Life Change Units，LCU）。LCU 的相对值通过将 42 个项目的量表提供给 400 位健康人士，并根据他们记录每个事件所需的再适应量确定。尽管这似乎是一种特立独行的个人观点，却达成了令人吃惊的一致程度。所有事件都有一个 LCU 值。像丧亲这样的事件可以得到 100LCU 分，而类似搬家这样的事件只能得到 20LCU 分。社会再适应评定量表和类似量表的进一步发展将独立于疾病的事件，与可能和疾病相关的事件区分开来。例如，支气管炎患者在出现胸部症状之前，通常会有几天不舒服的感觉，因而不去上班。这并不意味着不上班就是支气管炎的一个社会原因。与此不同的是，如果一个人的家中被盗两周后，他变得异常抑郁，盗窃很可能是导致他抑郁的一个重要因素，因为这是一个独立的事件。

生活事件在不同程度上被证明是导致精神疾病的重要因素，其对焦虑症、抑郁症、焦虑抑郁的共病、冠心病等常见精神疾病的影响尤为重要（Tyrer，2001）。研究表明，此类事件在这些疾病的患者中的发生率是对照组的七倍（Cooper & Sylph，1973）。这也许是众所周知的，无须赘述。生活中的重大变故会带给人压力，而压力和精神疾病往往相伴而生。新上任的企业高管为了按公司要求的时间表工作而焦虑不安，有年幼子女的母亲被丈夫抛弃而郁郁寡欢，核电工人受到辐射而患上疑病症，年轻人刚结婚就出现阳痿……如果孤立地看待这些易于被人理解的生活事件，就显得相当愚蠢。当不愉快的事情毫无征兆地发生时，我们都容易精神失常，"应激反应"是最常见的精神障碍。

乔治·布朗（George Brown）及其同事的主要研究表明，生活事件的影响是大是小，在很大程度上取决于事件发生的环境。发生在童年时期的事件，影响尤为持久（Brown，2002）。这些事件及其社会环境也会对人们如何应对其他形式的治疗产生重大影响。因此，根据生物学模式接受抗抑郁药物治疗的抑郁症患者，其临床反应可能更多地取决于其进行药物治疗时的社会环境（Brown 等，2010）。

社会模型在改变人们观念方面的影响是巨大的。过去，人们对严重的精神疾病持有不同的看法，"内源性"通常用来表示这种疾病与外部（或"外源性"）环境无关。因此，过去抑郁症主要分为两类：内源性和反应性。对于前者来说，个体内部的一个生物钟预先决定了疾病发作的时间——病程，无法以任何方式改变。现在我们知道这是错误的看法，近来抑郁症一般用轻度、中度和重度这三个形容词区分。精神分裂症也曾被认为是一种与社会因素无关的疾病，其原名为"早发性痴呆"就充分说明了这一点。但现在有大量证据表明，与对照人群相比，精神分裂症患者发病前的独立生活事件明显更多（Brown & Birley，1968），而且其复发的可能性不仅取决于生活事件（Vaughn & Leff，1973），还取决于患者出院后经历的他人情感表达的程度和水平。

如果存在高度批判性的情绪表达，那么他的复发概率就会比在情绪平静的环境下高得多。因此，精神分裂症患者在出院后最好回到一个相对低刺激的地方（如寄宿家庭），而

精神障碍模型：一个精神病学教授的批判性反思

不是回到家人的怀抱，他可能无法承受来自原生家庭情感上的压力。在严重抑郁（Paykel等，1969）和躁狂（Ambelas，1979）发作之前，也有更多的生活事件，这些情况在过去也被认为是"内源性"的。

有关抑郁症患者的研究表明，这些患者普遍受某些社会因素的影响。我们随机选择居住在伦敦某区的妇女，并使用诊断量表对她们进行访谈。结果发现，与非抑郁症女性患者相比，被诊断为抑郁症的女性患者家庭中有更多年幼的孩子，全职或兼职工作者更少，拥有可与之讨论烦恼的知己者是少之又少（Brown & Harris，1978）。在"反应性"抑郁症和"内源性"抑郁症的社会因素之间存在着一个有趣的差异。对于"内源性"抑郁症患者来说，重大生活变故（尤其是涉及丧失的变故）与抑郁之间的时间间隔明显更长。因此，"内源性"抑郁症表面看来，难以预测的发病可能具有误导性；由于某些社会因素可能在抑郁症发病前数月或数年就已存在，因此社会因素固然重要，却会被遗漏。诱发抑郁症的社会因素与抑郁症发病之间的间隔时间会改变最终疾病的形式，因此"内源性"抑郁症和"反应性"抑郁症的临床特征

第四章
社会模型

也有所不同。

现在，许多习惯于使用其他精神疾病模型的权威人士认识到了社会模型的重要性。罗宾·默里（Robin Murray）教授是世界上研究精神分裂症最权威的学者之一，在过去几年之前，他一直从疾病模型的角度看待精神分裂症。后来他拓宽了自己的视野："几乎是偶然的机会，我接触到了流行病学，有证据证明，这也是英国最一致的流行病学发现之一——非洲加勒比人口中精神分裂症的发病率很高。在排除了遗传和其他生物学原因后，我们不得不研究移民、社会隔离和歧视等社会因素的作用（Murray，2017，p.254）。"

面对新证据，改变长期持有的观点是优秀科学家的标志，只是这有可能影响他们的威望，就此而言，罗宾·默里堪称典范，他说："事实上，多年前，我作精神分裂症的社会因素的主题演讲时，就曾遭遇一位听众反驳，'默里教授，我上次听你谈论精神分裂症的社会因素还是在1982年。当时你反对社会因素，现在你支持社会因素。'听众们哄堂大笑，我仓促地回复，如果数据发生变化，人就必须改变想法。的确，我先入为主的观点使我忽视了社会环境的影响。"他总结道:"我预计精神分裂症的概念很快就会终结。对'精神分裂症是一个独立的实体,而不仅仅是严重的精神病晚期'这样的论点的证据已经遭到了致命的破坏(Murray,2017),新的ICD-11将精神分裂症视为一种综合征。"

社会模型还必须处理种族问题。对许多人来说,这是一个高度敏感的话题,这个领域里的许多人完全回避这个话题。他们的论点是,任何关于这个话题的言论必然会引起反感,尤其对目前尚被人们称为"白人特权男性"的群体来说更是如此。但罗宾·默里并没有忽视这个问题,他认为种族主义并不属于精神病学的范畴(至少在英国是这样),他说:

"在过去的15年里,政府和志愿机构至少发布了9份报告指出,生活在英国的非洲裔加勒比人精神病发病率很高,并且被强制拘留。精神科医生努力在实践中摒弃任何种族主义的倾向,文化培训也成为员工的必修课。然而,即使在英国出生的白人精神科医生和护士占少数的信托机构中,其仍然存在高发病率……

5年前,我在精神病学研究所主持了一场关于这个话题的辩论,300人听取了一系列对试图帮助患有严重精神疾病的非裔加勒比人的服务机构的抨击。当时没有一个白人专业人士发言为其辩护,但在接下来的几天里,许多同事明确表示对辩论的片面性感到沮丧。当被问及为什么当时没有发言时,每个人都说害怕自己被贴上种族主义者的标签……可能在精神病学中只有少数人是种族主义者,这个观点可延伸至整个社会。但是,更多的人会通过种族主义思维的棱镜审视所有面对话题,从而扭曲了他们对现实的认知,并用种族主义的思维解释种族群体之间的差异(Murray & Fearon, 2007, p.366)。

总之,种族问题不能脱离社会模型,但也必须允许导致歧视和不平等的其他因素在其解释中占有同等地位。"

识别导致精神疾病的社会原因

找出导致精神疾病的社会因素并不是很困难,甚至是特别容易的事,因为病因突出,以至于调查人员常常因为它们太明显而忽略不计。例如,多年前对酗酒(通常被委婉地称为饮酒问题)进行的研究是为了确定最危险的人的类型。许多人认为,酗酒者天生新陈代谢异常,导致上瘾的风险更大。

现在人们知道，酒精的供应和价格以及随后的消费，也是导致酗酒的主要原因。在酒价很高或严格控制面向公众销售的国家，酗酒的发生率明显低于像法国和意大利这些将饮酒视为日常生活的一部分的国家。

目前，有证据充分表明，严重的精神疾病在贫困人群中更为常见。75年前在芝加哥进行的一项著名研究（Faris & Dunham，1939）则证实了造成这种情况的主要原因，是患者向城市贫困地区的流动。由于生活在贫困地区的人患严重精神疾病的比例本身较高，因此，人口的社会贫困指数最能预测人的精神健康需求（Jarman等，1992）。

社会模型的实践

我们应研究临床实践中常见的问题，以说明社会模型的价值及其与其他模型的不同。

案例——呈现的问题

一名自杀未遂的24岁男子被送往综合医院。他在与女友发生了一场相当琐碎的争吵后服用了过量的安眠药。把他转诊到精神科的主要原因是他一再表示生活无望,找不到值得活下去的理由。

病史

18个月前,他被解雇了,不再是工程师,这对他来说简直是毁灭性的打击。他曾接受过工程学徒的培训,本以为这能让他拥有一份终身的工作。不幸的是他所在的公司已将兴趣转向微型计算机,不再需要他的技能。

解释: *从他的生活环境来看,他的抑郁是可以理解的;在抱负和自尊受到如此毁灭性的打击之后,感到抑郁是正常的。*

他现在靠失业救济金生活,这还不到他原来工资的一半。而现在这样的收入无法让他存下钱,更无法获得买房的贷款。他曾希望在结婚前筹集足够的现金支付房子的首付款,最近他与女友的关系开始恶化,主要原因是在钱的问题上,他们反复争吵,在他服药过量的当晚,女友曾威胁要离开他。

解释: *这名年轻人经受了两项无法让他承受的重大丧*

失。他丧失了收入，因为他被裁员了；他丧失了自尊，因为他认为自己不是一个对社会有用的人。社会力量使他情绪低落，但他并没有真正生病。他对失业有一种适应性的反应。

治疗

为这名年轻人看病的医生是社会模型的支持者，他决定不走传统精神病学的老路——将其送入医院进一步观察。相反，他安排这名年轻人加入了一个日间医院小组，小组成员都是同样因无法掌控的社会环境而丧失能力的年轻人。

解释： 入院会加深他的疏远感和无用感，要让他知道还有其他有类似问题的人正在好转，以重燃他的希望。

经过与工作培训计划挂钩的进一步治疗，他获得了象征性的报酬，病情进一步好转，并与女友和好。随后，他找到了一份新工作，成为一名计算机工程师，开始了新的职业生涯。

解释： 他重返工作环境后，通过自己的态度和行为，增强了自尊心，得到了他人对他的尊重，而这胜过一千次治疗。

第四章
社会模型

用社会模型分析精神疾病的病因和症状

精神动力学模型强调，症状并不像它们看起来的那样，那只是一种分散治疗师注意力的手段，使其从心理冲突的真正原因上分心。社会模型认为，精神疾病与社会因素有着明显的联系，因此不难预测一个因素会紧随另一个因素，例如城市中心的就诊率较高。也有一些证据表明，直接的"建筑环境"，即人们居住的房屋和街道对人们的精神健康既有积极的影响，也有消极的影响（Weich等，2002）。

进一步研究这些因素是否与某些类型的精神障碍有关联是很有意义的。一般来说，它们之间是存在一些联系的。例如，有研究表明，抑郁症不仅与意想不到的生活事件有关，尤其与某些被视为丧失的事件有关。比如，可能失去了亲近的人，也可能失去了房子或汽车等物质财富，还可能是丧失理想、抱负或信念等更抽象的事物。因此，抑郁症之前的"出口"事件要比"入口"事件多得多（Paykel等，1969）。同样，有证据表明，焦虑（本质上是一种暗示威胁或危险的症状）比抑郁症状更有可能在其出现之前发生象征危险或威

精神障碍模型：一个精神病学教授的批判性反思

胁的事件，而且焦虑和抑郁的混合感觉与象征威胁和丧失的混合事件相关（Finlay-Jones & Brown，1987）。

回到服药过量的年轻人的案例中，从他失去了工作起，直到他工作进展顺利，前途一片光明为止，我们不难发现他抑郁的原因和症状之间的关系。他无法筹集到足够的钱作为房子的首付服药过量的当晚，他还面临着更大的威胁——失去女朋友。他认为，他为解决就业、经济和个人问题所做的一切努力都注定失败，因为每一个解决方案似乎都会被更大的问题取代。这种"放弃"现象往往是疾病与健康的分界线。治疗的一个重要部分就是帮助他找到恢复自尊的其他方法。

读者会发现，与精神动力学模型相比，社会模型中病因与症状之间的关系要简单得多。根据支持精神动力学模型的治疗师的观点，大多数症状都是虚假的线索，只能通过象征意义来解释。但在社会模型中，症状与原因直接相关，而且更容易被看出来，它们在时间上的关系也更为密切。在社会模型中症状的起因通常是最近的过往，而在精神动力学模型中人们会更频繁地调用童年时期的潜意识冲突。

由于社会模型是在社会环境中看待个人的，因此它对精神疾病的构成并没有固定的观念。疾病模型、精神动力学模型和认知行为模型都在寻找精神疾病的内在解释，这种解释是独立存在的。社会模型担心的是，精神疾病的标签本身会造成个体自身的失调。一个人一旦被贴上有病的标签，就会觉得自己必须扮演好这个角色。托马斯·萨兹（Thomas Szasz）的著作以最夸张的手法表达了这样的观点，精神疾病并不是真正的疾病，只是患者在偏离常规时医生给他们贴上的标签（Szasz，1961）。患者感觉不适，向医生寻求帮助是完全合理的，但医生代表社会行事，违背患者的意愿给予任何形式的治疗都是不恰当的。由于没有对精神疾病进行客观的检测，医生无权进行这种治疗，只有当医生和患者都满腔热情地扮演各自的角色时，这种治疗才会取得成功。显然萨兹的观点比大多数社会模型的倡导者更进一步，表明社会在决定人们对精神疾病的态度和看法方面的重要性。

在逆境中进行调整

社会模型的优点在于它不会强迫被认为患有心理疾病的

精神障碍模型：一个精神病学教授的批判性反思

人接受治疗。通常情况下，医生只需承认逆境造成了患者暂时的功能缺失即可，因为他们很快就会得到纠正，然后恢复正常的功能。然而人们在谈论心理疾病时，仍然将其污名化，可人在生病时，生活受到的干扰越少越好。通常情况下，这种疾病在更传统的环境中会得到更好的治疗。如果非洲津巴布韦维多利亚瀑布附近的村民被认为患有某种形式的心理疾病（penga），那么，他去看当地的巫医（n'anga）与西方人看西医或精神科医生的概率一样大。这是因为当地的居民普遍认为他们的心理疾病是邪灵（ngosi），而不是常见的西方医学的解释。我们没有对巫医的干预（旨在驱除邪灵）效果与更典型的西方模式的治疗效果进行随机对照试验，但巫医的持续流行表明其对人的影响深远。

多年前，我们作为大学探险队的一部分从 n'anga 采集草药时，发现了一些毒性非常强大的化合物，但幸运的是在给患者服用之前通过煮沸和其他处理方法会令其毒性改变或失效，使这些药物的治疗作用不比强效安慰剂差。社会模型会预测到这一点，因为这里有个重要因素是，找巫医治疗某种疾病是一种社会可接受的"正常化"就诊——社会模型允许在文化背景下对疾病的某种承认，从而让患者和其他人意识到一切并不像往常一样，同时也加强了所有相关人员之间的联系，并允许患者在恢复正常之前有一段时间的休息和功能的局限。巫医可以选择让整个社区参与驱邪，并让不同的人扮演重要角色。这种治疗方法已经延续了几个世纪，怎能说多学科团队是个新想法呢？

　　这与西方富裕社会中的类似问题形成鲜明对比。由于文化背景不同，年轻人对自己的症状会有不同的理解。当他把这些症状告诉别人时，他的家人和其他人都会认为他生病了，并请求医疗帮助。他看到的不是戴着部落头饰的巫医，而是一个更平凡的人或一个普通的全科医生。当这个全科医生要求精神科医生为他做诊断，并可能建议这位年轻人入院治疗时，如果他选择了拒绝，他很可能被强制入院，因此他的争辩是不明智的。

应对社会异常行为的社会政治模型

　　需要特别指出的是，我不支持社会模型的延伸，就是将政治延伸到本应是科学组织的体系中。有人会说，政治是社会的核心，因此不能被排除在社会模型之外。我不同意这种观点，因为对于本书描述的所有模型，我们都可以提出理性的支持和反对意见，但一旦涉及政治、信仰、教条，谩骂就会占据上风，我们很难再有理性的辩论。社会政治模型不是精神障碍的模式，而是社会变革的模式。

国家

社会政治模型最具腐蚀性的形式是国家控制，将政治偏差重新定义为精神偏差的情况常见于专制政权。直白地说，就是"你在挑战国家，所以你一定有精神疾病"。给人贴上这样的标签就可以把他们从社会中清除出去，关进监狱或精神病院，以剥夺他们自由的方式排除异己。通过适当的宣传，可以轻而易举地把批评国家的人塑造成想要颠覆社会的"人民公敌"，或者是离经叛道、疯狂和彻头彻尾的危险分子清除。因此，在一些国家，社会视国家为权威的灯塔，公开批评它会被认为是不明智的行为。这是不民主的，有时却也是可以理解的。

第四章
社会模型

人们有探索和讨论社会政治模型的权利，但不是在治疗师与患者探索不同的助人方式时。因此，每当我遇到各种各样的学者谈论或撰写系统性的种族主义、制度性厌女症、医学殖民主义、文化意义框架、种姓剥夺公民权利、商品化和精神上的家长式作风时，我都会看到无数面无表情的面孔，某些词语无法让他们理解，也绝对没有吸引力。

当社会政治模型被强制纳入标准的精神病学实践时，它才会变得具有腐蚀性，再也不能被忽视。如果精神病学系统被政治化变得畸形，那么它必须受到挑战。因此，当持不同政见者被拘留或关进精神病院时，"迟滞型精神分裂症（Sluggish Schizophrenia）"的诊断就变得非常流行（Bloch & Reddaway, 1980）。

到底什么是迟滞型精神分裂症？社会模型对迟滞型精神分裂症的概念进行了批判，因为它显示了精神疾病生物学模型的所有缺点。这个概念是由安德烈·斯涅日涅夫斯基（Andrei Snezhnevsky）提出的，他以一种表面上的体面方式将精神分裂症的阳性和阴性症状分开，后来却转向了一个更邪恶的目的。虽然无法探知确切的数字，但根据罗伯

精神障碍模型：一个精神病学教授的批判性反思

特·范·沃伦的说法，在冷战最激烈的时候的苏联有多达三分之一的政治犯被诊断为迟滞型精神分裂症关押在精神病院。这是因为迟滞型精神分裂症的诊断具有非常大的弹性。根据维卡里（Smulevich，1989）的说法，它是"一个独立的诊断类别，其特点是病程进展缓慢，在潜伏期有亚临床表现，在活动期有明显的精神病理症状，然后阳性症状逐渐减少，患者在稳定期临床表现以阴性症状为主"。聪明的读者都能从这段描述中看出，几乎任何人在某个发展阶段都有被诊断出患这种疾病的可能性，一旦诊断术语暗示了这种诊断疾病的倾向，很容易成为某些政治团体排除异己的工具。

幸运的是，情况发生了变化。2012 年，我参加了在塞尔维亚举行的一次会议，会上一位受人尊敬的俄罗斯精神病学家瓦列里·克拉斯诺夫（Valery Krasnov）介绍了一些数据，其中显示了俄罗斯精神病院住院患者中迟滞型精神分裂症患者的比例。这一比例从 20 世纪 80 年代初的 25% 以上下降到 2004 年的不足 2%。当一种疾病的诊断发生如此大的变化时，即使是俄罗斯的精神疾病系统也承认，至少是含蓄地承认，过去一定是出了什么问题。

社会模型与社会政治模型的重叠

社会决定了什么是可接受的。你是否注意到，大多数英国人都会或多或少地批评国家，攻击和威胁政客的行为在英国被视为是可以接受的，或能按照正常的法律程序处理。但是针对皇室成员的类似行为就有可能被送进精神病院？反保皇党是否比其他抗议者更容易患上精神病？还是与社会规则有关？我无法真正回答这些问题，但它们都很重要。

显然社会需要医生和患者，并相应地为其设定各自扮演的角色。我们希望社会能够制定一些规则，能将一些问题归类为适合依法处理的问题，而将另一些问题视为精神疾病。任命医生为精神健康方面（实际上是精神疾病）的专家。尽管所有医生的首要职责都是为患者谋福利，但他们也对社会负有责任。通常，在法医精神病学领域执业的挑战之一是后者重于前者。

1938 年，帕特里克·汉密尔顿（Patrick Hamilton）创作了《煤气灯》。剧本涉及一名妇女的丈夫不想要她，把她强行送入精神病院的情节。她的丈夫对她耍了各种让人相信她患

精神障碍模型：一个精神病学教授的批判性反思

有精神疾病的花招。因为她有精神紊乱的家族史，她的丈夫就利用这一点，向医疗机构谎称他的妻子有精神紊乱。将她送进精神病院后，他就可以自由地与另一个女人约会。我们毫不怀疑这名不幸的受害者，在整部剧中始终是清醒的。

这并不是天方夜谭，这种现象已经被命名为"煤气灯效应"，并且在精神病学文献（Barton & Whitehead, 1969; Smith & Sinanan, 1972; Lund & Gardiner, 1977）中已有具体描述。而今这种现象已经非常普遍，不再值得公开记录。尤其现在"煤气灯效应"已成为一个常用词语，盛行于美国的社会政治中，成为党派政治的基石。当有人偏离公认的行为准则时，不管是真实的还是虚构的，他们往往会被贴上"愚蠢""疯狂"或"错乱"的标签，毕竟这是一种可以让人接受异议的形式，也是一种轻松化解争论的方法。"我不同意你说的话。你所说的话在我的思想体系中没有任何地位。因此，你必须被视为异类。"

社会也可以做出同样的判断。无论社会上最小的单位——家庭，还是更大的单位——社区，如果大家都认为患者是个麻烦，那么控制的车轮就会启动，并会安排患者住院

第四章
社会模型

治疗。要扭转这一过程非常困难，所有在精神病院工作的医生都知道，许多患者并没有明显的精神障碍，却因为无处可去而住进了医院。

精神科医生曾经是唯一有权剥夺他人自由的医生。现在依然如此，但根据2009年的《新精神卫生法》[①]，这一职责可以下放到其他精神卫生专业人员身上。剥夺自由是一项特殊的权力，社会对拥有这项权力的人有些警惕。因此，给大多数精神科医生贴上精神动力学模型拥护者的标签是符合社会需要的，更为重要的是，要让公众认为精神科医生是相当奇怪且不具威胁性的人物，他们说话含混不清，还难以理解，但是这些寻找本我的怪人似乎是无害的，与国家机器相去甚远。事实上，从某种意义上说，所有的精神科医生都是国家的代理人，除非他们私下执业，或者从事心理治疗等专业。因为患者的病情比较轻，在很大程度上避免了这些问题的发生。社会模型的倡导者可能认为有必要在帮助患者之外，了解社会是如何影响和延续心理困扰的，并尝试通过改变社会

---

① 作者是英国人，此处应指英国的法规政策。——编者注

态度来改变社会对待精神疾病患者的方式。

率直的意大利社会精神病学家弗兰科·巴萨格利亚（Franco Basaglia）就是这样做的，被视为社会政治模型在实践中的最佳范例。但是在复制他的方法之前需要注意的是，在意大利，心理健康和政治一直紧密相连。巴萨格利亚认为精神病院是"社会暴力"的工具，导致患者被排除在正常社会之外，其根本的解决办法就是关闭精神病院。他在8年内将意大利北部里雅斯特（Trieste）的圣乔瓦尼精神病院（San Giovanni Mental Hospital）的住院患者人数从1200人减少到350人。之后他发起了一场影响力很大政治运动，以至于政府被迫采取行动。1978年意大利通过了一项新法规：禁止任何新患者进入精神病院，要把他们安排在综合性医院专门设立的精神科治疗。

巴萨格利亚于1982年去世，但他的工作仍在继续。虽然这项改革一直受到批评（Jones 等，1991），但现在已被接受。事实上，坦塞拉（Tansella）和威廉姆斯（Williams）在一篇针对意大利经验的极具影响力的评论中指出："在意大利，改革得到恰当实施的地方，不依赖精神病院的社区护理模式能够应对居住在这些地方的精神疾病患者的住院问题。"

社会模型提醒我们，必须把所有症状和行为置于其产生的社会背景下加以考虑，这不仅会塑造和改变异常的心理状态，也会确定正常与异常的界限。我们必须小心，不要假装存在一些不受这些外部因素影响的独立、客观的精神障碍标准。我们与他人的关系在很大程度上取决于社会因素，尽管我们不愿意承认这一点。有许多人会像警察一样，在为一个穿着漂亮西装的醉汉叫了一辆出租车后，马上呼叫"增援部队"去处理一个因破坏治安而被捕的无家可归的醉汉。医生也会因此受到影响，并将前者诊断为"社交饮酒"，而将后者诊断为"酒精依赖"。

用社会模型逆转诊断实践

可以看出，在俄罗斯社会模型帮助逆转了诊断实践。这是一个需要改变的是社会，而不是所谓精神疾病患者的经典案例。它通过将所谓精神疾病患者视为社会中一个暂时错位的单元，避免了不恰当地将其归为精神疾病患者的倾向，这在其他模型中经常发生。其目的是帮助个体重新接受认同的角色，而不是纠正生化障碍，驱除未解决的冲突或修复行为。在许多情况下，人们很快就会意识到寻求帮助的人根本不是真的不舒服，只是在错误的时间出现在错误的地点。

环境与社会模型

许多形式的精神疾病需要的不仅仅是接受，还有改变，因为它们的存在会带来痛苦和困难。即使在药物和心理治疗取得显著进步的过去的50年里，仍然存在着一个显而易见的可悲的事实——大量患有精神疾病的人没有表现出明显改善，或者只对治疗有部分反应，之后会复发。对此，社会模型给出了答案——不能改变疾病，你就改变环境，将疾病的影响因素抵消或消除。环境管理有多种形式，我参与最多的一种叫作"鸟巢疗法（Nidotherapy）"。鸟巢疗法描述了系统地操纵环境以适应持续性精神疾病患者的需求（Tyrer，2002；Tyrer等，2003；Tyrer & Tyrer，2018），特别适合社会模型。鸟巢疗法，以拉丁语"nidus"命名，意为"鸟巢"。仔细推敲发现，鸟巢就是一个完美的适应性环境，将物体放置其中，

第四章
社会模型

它可以随意调整形状以适应物体,并与之达到完美契合。对于因为心理健康问题永远无法适应环境的人来说,似乎没有任何治疗方法可以帮助他们,也没有任何地方可以让他们感到满意和满足,包括许多患有慢性抑郁症、强迫症、自闭症谱系障碍、某些类型的精神分裂症的人和人格障碍的人。

或许对于这些人来说,鸟巢疗法就是解决方案。它不试图直接治疗患者,而是通过一种合作练习,让患者和治疗师对环境的各个部分进行系统的检查,包括物理的、社会的和个人的,确定可以做出哪些改变以更好地适应。其目的不是改变人,而是改善整体功能和健康。环境变化的目标是协商后一致确认的,当患者和治疗师不能达成一致时,独立仲裁者会帮助他们达成一致,并尝试在商定的时间表上引入这些目标(Tyrer & Bajaj,2005,2012;Tyrer,2009)。因此,从最广泛的意义上讲,社会通过允许卫生专业人员进行社会变革以适应患者的需求,为某些患者提供了一种解决方案。

尽管鸟巢疗法正逐渐被全世界接受,但它仍然是一种试验性疗法。从某种程度上说,最好不要把它说成一种治疗方法，因为它关注的不是患者，而是环境，它更多像是一种护理理念。但我们认为可以把它称为治疗，因为它让患者密切参与并决定需要什么样的环境。在医学治疗手段有限的情况下，人们往往采用环境疗法，卧床休息、在乡间安静地度假、泡温泉、到高山上的疗养院疗养等，都是解决此类问题的环境疗法，只是大多数案例没有实证依据。并且，这些解决方案都是由医生决定的，通常很少与患者讨论环境对他们的益处，而在鸟巢疗法中，医生会与患者一起决定选择哪种环境最合适疗养。

鸟巢疗法也是精神病学中康复模式的重要组成部分，会在本书的最后一章中进行更详细的讨论，它强调了患者和治疗师的协作作用——共同寻找涉及环境变化的长期困难问题的解决方案。

我们必须谨慎，不被专业术语困住。在日常生活中，大多数人会反复使用鸟巢疗法的原理。在学校，我们希望学习自己擅长的科目，并希望通过学习这些科目，让我们找到最有价值和最成功的职业；我们寻找能让我们感到亲切、能够得到支持和爱的伙伴，这有助于我们在繁忙而混乱的世界中

第四章
社会模型

抵御一切烦恼；如果我们能选择，我们会居住在我们喜欢的位置便利的房子、公寓或其他可供住宿地方。尽管每项任务（我认为它们确实是任务）看起来都能很顺利地完成，其实我们正在做出环境选择。物质环境、职业环境、社会环境、地理环境和个人环境都在此背景下联系在一起。

读这本书的人不会否认，在过去的某些地方或某些时候，他们会感到非常不舒服。如果他们为了纠正这种不快乐做出的选择，不是采取某种形式的治疗（这通常被认为是令人厌恶的），而是通过改变环境使自己的情绪恢复正常，那么这就是鸟巢疗法在改变环境上的延伸。有些人真的陷入激烈竞争的丛林，他们看不到出路，也没有人帮助他们。而鸟巢治疗师可以引导他们走出这片丛林，重新开始。

近年来，英国引入了一种名为"社会处方"的新的管理形式。为了让英格兰的全科医生都能获得一名"联系工作者（Link work）"以支持社会处方，现在已经有了培训"联系工作者"的系统，他们中的大多数人都受过高等教育，只是没有健康服务方面的资质。英国国家医疗服务体系计划在未来两年内招募1000名社会处方联系工作者，并在随后的几年里陆续招募更多工作者（Roland等，2020）。到2024年，可实现将近100万名患者被转介到联系工作者处接受社会处方干预的目标。

虽然社会处方作为精神病学的事后添加项目，却有可能成为实践中一个非常重要的元素，只是它迫切地需要评估（Tyrer & Boardman，2020）。比如，一个患有抑郁症的70岁男人还没有适应他妻子已过世3年的生活，一直服用抗抑郁药物却没有任何明显的效果，医生把他转介到一名联系工作者处。这名联系工作者发现，他在住进目前的公寓之前非常喜欢园艺，便为他介绍了附近一处可租用的小菜园。他在那里结交了新朋友，抑郁随之消失。这就是社会模型的实践应用，纯粹而简单。

社会模型应用——男校案例

社会模型在处理不严重的精神疾病时，往往显示出其有效性。下面这个真实的例子，说明了它在学校中的应用价值。

这所学校非常担心学生身体不适，但又无法得到法定服务机构的帮助。它不是一所典型的独立男校，但它面临的困

第四章
社会模型

难与许多其他学校一样。学校的教师们注意到越来越多的男孩表现出复杂的心理健康问题，似乎需要额外的帮助。虽然人数还不是很多，却超出了学校的管理能力，只是还没有严重到需要转诊到专家那里的程度。因此，学校与一名心理健康护士一起，根据社会模型的四项原则（表4.1）设计了自己的心理健康服务：

1. 学校男孩的问题是由生活事件引发的。
2. 这些问题与社会力量和社会角色有关。
3. 这些社会力量是无法转移的。
4. 将这些问题确诊为精神障碍是错误的，因为它们显然是暂时的。

转介和评估程序简单明了。每个男孩都会见到心理健康护士，进行全面的个人心理健康评估，有时双方需要约见两次，然后与其父母见面，并根据其成长发育史、社会心理史和教育史，提出对问题本质的假设。接下来，在男孩、家庭和护士的参与下制订治疗计划。该计划通常很短，但会根据实际情况不断修正。最大的问题不仅仅是考试，还有社交障碍、未解决的心理创伤、破碎的家庭生活和不确定的性取向等问题，都可能得到解决。刚开始的时候，男孩们往往会表现出同样的行为，说他们"考试压力大"，而这只是让谈话开始的一个有用的幌子。

这种服务被认为是成功的，因为它既灵活又实用。治疗计划可能包括时间表的短期改变、积极行为的强化、学校和家庭环境的改变、个体治疗以及根据考试调整学习计划。如果偶尔发生了需要转介到其他机构的情况，学校能很好地了解其进展情况；良好的沟通非常重要。

接受这项服务没有任何耻辱感，不久之后，这项服务的价值被公开讨论。且其服务时长由每周一个上午发展到每周两天，虽然最初只有教职员工介绍男孩参加这项服务，但现在有男孩自愿前来，家长也经常参与其中。社会模型的一个突出特点是，它可以被整个社会接受，从而防止人们产生只有少数人才会患上精神疾病的错误认识。现在，学校正用一种"全校"的方式促进学生良好的幸福感和积极的心理健康：男孩要上关于良好的心理健康的"课程"，以及学习当事情走下坡路时该怎么办的解决方案；学校集会上会公开讨论心理健康问题，学校图书管理员也会在"书架上的帮手"中宣传心理健康方面的书籍；学校常设心理健康护士，并且心理健康护士会与教职员工和学生一起参与一般性讨论。

社会模型的其他应用

家庭治疗（Barker，1981）是精神病学的一项重要发展。虽然它在很大程度上是由精神动力学精神病学家发展起来的，却是由社会学和人类学科学家开创的，因而在概念上与这些领域密切相关。家庭治疗是以家庭为主要社会群体的方法体系，它认为家庭系统在分配和维持社会角色方面具有强大的影响力。适应环境的这部分工作是确保这些角色是适当的，有时必须对家庭治疗的观点提出质疑，并提供专门帮助，以创造改变的空间。社会模型尤为重视避免患者成为其中一种角色——不必要地成为依赖型的患者。不幸的是，随着生活技能变得更加专业化，掌握这些技能就像在精神病院里获得一套不同的角色一样变得更加困难，尤其是你已经离开了这个圈子。

人生如戏，要想成功，就必须掌握表演技巧。许多人缺乏必要的社交技巧，而这正是他们胜任所选角色的必要条件。当没有办法知道自己该怎么做的时候，我们仍要表现得自信和有条不紊；当不想说一句话的时候，我们还必须侃侃而谈，在别人面前展现我们的能力和才干。不幸的是，很多人缺乏这些能力，包括很多精神疾病患者，或者因为患有某种疾病被认为可以肆无忌惮地说出自己想法的人（这种情况通常发生在某人长期住院治疗之后）。

然而，许多看似患有永久性障碍的人却有能力改变，甚至能够扮演完全不同的角色。我们医院曾尝试在音乐治疗师的帮助下举办一些音乐会，让患者扮演工作人员的角色并演唱，反之亦然。没过多久就没人能确定谁是患者，谁是工作人员了。当这种影响扩大到可以让一个谨遵医嘱、住院6年的患者在皇家精神科医学院年会的特别音乐会担任重要角色时，我们只能猜测患者们多才多艺的极限了。

总结

与其他模型相比，社会模型从更广阔的视角看待精神障碍。它将明显患有精神障碍的人作为一个整体进行研究，而不是采取将患者作为需要装进适当设计的盒子里的奇特诊断形式。精神疾病比任何其他形式的疾病都更多地涉及与他人的密切互动，除非我们考虑到环境的方方面面，否则作为从业者的我们将会失败。我们要像站在显微镜下一样研究一种疾病，关注疾病模型、精神动力学模型和认知行为模型的结构、动态变化和活动的微观细节。相比之下，社会模型更像这样的一台显微镜，它不仅将患者放入其中进行研究，医生、雇佣医生的人，以及建立允许人们以这种方式接受检查的制度的社会也在被研究。社会模型是真正的综合模式，值得我们尊重和全力支持。

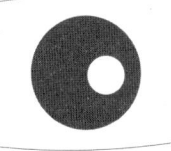

第五章
共轭模型

第五章
共轭模型

> 永远不要选可以和你一起生活的人结婚,而是要选那个缺了他你就无法生活的人。
>
> ——来源未知

在阅读前几章时,如果你曾在心里称赞"是的,我当然同意",我不会感到惊讶,毕竟每个模型都有其明显的优点。但有时你会注意到,当每种模型都觉得自己占了上风时,它们就会忍不住攻击其他模型。正如《爱丽丝梦游仙境》中的渡渡鸟在党团会议竞选结束后所说的那样:"每个人都赢了,每个人都必须有奖品(Everybody has won, and all must have prizes)。"尽管这已经不再是一个有吸引力的比喻,但是疾病

精神障碍模型：一个精神病学教授的批判性反思

模型无疑会因连接大脑和身体之间的至关重要统计数据而获得阿尔茨海默病防治科学人物奖；假设有一场选美比赛，精神动力学模型会获得最佳性感奖；对于那些依靠观察无法触及需要动力探索的部分，认知行为模型则会因为其在所有层面上的逻辑性和令人欣喜的建构能力获得思考者奖；社会模型将因简单诚实而获奖，因为它普及了当前时代的激进主义信息："我在这里不加掩饰，但是我患有精神疾病，有权比其他人更大声地说话。"

需要强调的是，我在撰写前几章时，是作为相关模型的倡导者展开话题的，而非同意他们的全部观点。但在本章中，我仅代表自己的立场和观点，如果我在本章中的某些观点与前几章的观点产生了矛盾，希望读者朋友们能够理解。

尽管这些模型存在差异，但依然可以结合在一起。在本书的前几版中，本章的标题为相关模型或整合模型。自第5版出版以来，模型彼此之间的冲突变得越发激烈，因此有必要为它们整合在一起做出更好的论证。因此，本章描述的并非生物–心理–社会–认知–动力模型或整合模型，而是共轭模型。"Conjugal"的字面意思是指"婚姻"，我们都知道

第五章
共轭模型

婚姻中的伴侣之间的关系会时好时坏，但好的婚姻能将双方维系在一起，并能包容双方的任何分歧。因此，前文提到的四种模型，既能调和各自的差异，也能相互促进。共轭模型被定义为"精神疾病所有系统范式的整体组合，其中每种范式的使用都应与精神障碍的严重程度相匹配"。此外，还要求"当某种模型与相应的精神障碍严重程度不匹配时，有必要进行全面的检查"（表5.1）。

表5.1　与从业人员、地点和常用模型相关联的精神疾病严重程度

障碍的程度	主要治疗师类型	广场	最适合的模型
阶段1：痛苦	咨询师及支持性工作者	办公室	社会模型
阶段2：存在持续影响人际关系的问题	心理治疗师	办公室或私人诊所	精神动力学模型
阶段3：存在非理性思维及行为	临床心理学家	诊所	认知行为模型
阶段4：行为扭曲	精神科医生	门诊或医院	疾病模型
阶段5：解体	入院治疗	住院病区	疾病模型

在分析这些定义的确切含义之前，我们可以毫无顾忌地说，在众多模型中，从业者通常更倾向于其中一种模型，这

精神障碍模型：一个精神病学教授的批判性反思

可以通过他们的执业类型和首选的治疗方案来预测。一般来说，穿白大褂的以生物学为导向的精神科医生偏爱疾病模型，穿开领、保罗衫的心理治疗师偏爱精神动力学模型，高效的"科学实践者"（Salkovskis，2002）偏爱认知行为模型，而穿蓝牛仔裤和凉鞋的社会工作者偏爱社会模型。如果你愿意，你可以忽略这些服饰上的联系，这只是一些常见的偏见而已。

但是，这些联系反映了一个普遍规律：如果在个人实践中障碍的程度是恒定的，治疗师通常会依照表 5.1 进行相应的匹配。当今世界，医学的各个领域有很多新的发现，使得专科甚至超级专科的发展异常迅速，也就少有医学专业的全才。任何得过复杂疾病甚至是患严重的单一疾病的人都会知道，他们不得不向不同的人描述自己的问题很多次（先录音，然后回放，这样做很有用）。如果你是一名治疗师，你会对自己的治疗对象有明确的界限，你可以看到大多数人都在一个单一的模型泡泡中，即一个界限明确的环境中。

这就是我添加了"当所选模型似乎与紊乱程度不符时，有必要进行全面检查"的原因。当治疗效果未达到预期时，

第五章
共轭模型

有必要进行一定程度的监督。我举一个早年我当医生时的例子。当时我在一个病房工作，那里的患者都是"三级转诊患者"（在几家医院接受过治疗的患者），因此被视为难治患者。

我想说的这名病人是患有神经性厌食症的年轻女性，这是一种死亡率很高的严重精神疾病。厌食症通常与体象扭曲（通常认为自己很胖，实际上在别人眼里已经瘦得令人心疼）、强烈的减肥愿望有关，患者会通过清肠和呕吐的方式帮助自己减肥，往往还伴有过度运动和过度活动。

在这名病人入院后进行评估时，我发现她的情况并不完全符合神经性厌食症的诊断症状。她的体重确实在下降，也瘦得让人心疼，但她似乎并不反感体重的增加，没有促排泄或催吐，也丝毫不担心自己的体重增加。她并不挑剔食物，也从不为卡路里数值超标而担忧。

尽管之前她就诊的医院已经排除了她有躯体疾病的可能，但我们最终还是请来了消化科医生重新对她进行评估。这是一位非常出色的医生，经过仔细的体格检查后，他发现患者腹部深处有一个肿块。之后，患者被就近转到该医生所在的科室，并确认她患有克罗恩病（Crohn's disease）。这表明，她从未患过神经性厌食症。我们一直使用的模型必须改变了，她必须接受经过调整的医学模型的治疗。

痛苦和障碍的程度

共轭模型，不论是在病程中，还是在不同类型的疾病之间，都可以合理而灵活地使用。这不是轻而易举就能掌握的，本章会以不同的形式重复这个观点。它的灵活性体现在能将精神障碍程度与对模型的理解相匹配。虽然在表 5.1 中，我们将各类治疗师划分到他们最熟悉的类别中，但我们不能忘记，许多患者在病程中会经历表 5.1 中的各个阶段。

其中最为常见的一段发生在被认为最严重的精神疾病——精神分裂症上。一名急性期的精神分裂症患者妄想自己的精神被外来力量控制，这与他五年后表现出的症状完全不同。五年后，他无明显的妄想症状，但常因情感淡漠、社交退缩和适应问题而无法完全康复。下面是另一个更具体的随时间发生转变的例子。

案例——抑郁症的病程

丈夫去世后，卡罗琳感到悲伤、绝望和无助。她得到了朋友和家人的安慰，并经历了一个哀悼的过程。尽管看起来她的悲伤是正常的，其实已经处于共轭模型的第 1 阶段了。因为她的悲伤情绪一直没有得到改善，甚至三个月后她的情绪依然如故。原本在得到支持和理解后，这种悲伤程度在大多数情况下会得到缓解。如果没有得到缓解，抑郁症状就有可能变得根深蒂固。

每当她回忆在丈夫生命的最后几个月里，自己做了什么，或者似乎自己什么都没做的时候就会感到后悔，这让她变得迟钝，导致"如果……就好了"式的胡思乱想。此时，她进入共轭模型的第 2 阶段，需要的就不仅仅是支持和理解了。从表面看，她似乎已经很好地适应了丧夫之痛，可能会有人称赞她应对得很好，但不乏有压抑和否认的因素在加重她的症状。

如果她形成了消极的自动思维循环，认为丈夫的死有她的一部分责任或她只是别人的负担，那么她就会进入第 3 阶

精神障碍模型：一个精神病学教授的批判性反思

段。之后，社交退缩和回避可能会导致她进入第 4 阶段。试图适应丧夫之痛的努力似乎完全停止了，其他人也无法改变她走向孤立的趋势。

最后，她患上了精神病性抑郁症，出现贫穷妄想、无价值感和内疚感，并伴有偏执想法和令人不愉快的评论性幻听。这些幻觉会告诉她，她一无是处，只有自杀才能摆脱她给亲友造成的负担，这就进入第 5 阶段。在这个阶段，她不再感到自己在生病，而会感到自己是令人厌恶的。她的身体和心理均出现了严重抑郁特有的变化，包括体重和食欲的明显下降、便秘、睡眠障碍，以及抑郁情绪加重，她会感到完全绝望和毫无价值。由于她觉得自己是所有人的负担，且自尊心极低，萌生自杀的念头也就不足为奇了。与此同时，她也引起了其他人的一系列反应：同情、焦虑、悲伤、愤怒，以及其他更为复杂的情感。

因此，在讨论精神疾病的严重程度时，我们可以从总体以及表现形式上考虑疾病的严重程度，同时也要注意疾病的发展过程，因为严重程度会随之变化。即使精神障碍不以上述这种方式按时间顺序发展，下面的部分或全部内容也能说明精神障碍的功能和功能失调的各个方面。医生的治疗方式将随着患者精神障碍程度的变化——从轻微的痛苦到行为改变的症状，再到正常功能的解体而改变。

阶段1：痛苦

该阶段与正常功能有很多重叠，问题在于没有人能够界定两者之间的界限。艾伦·弗朗西斯（Allen Frances）是一位作家，也是一位精神病学家，他比大多数人都更努力地定义精神疾病，他认为："正常是模糊的，因此是脆弱的"（Frances，2013，p.33）。但就轻度心理困扰而言，没必要去定义它。患者会向医生，甚至可能是一位睿智的朋友或亲戚提出一个令他们担忧的问题，如果他们以一种直截了当、不做评判的方式回应并与之讨论这个问题，患者就能从中获得各种启发，或许过不了多久他的问题就得到了解决。这里有一个典型的例子。

莎拉因10年前哥哥对她的性虐待感到痛苦。当时，她只有7岁。她从未与任何人真正谈论过这件事，这件事也一直困扰着她。这是她的错吗？为什么她会感到羞耻？为什么她会觉得自己很肮脏？她的一位朋友曾因类似的性虐待经历接受过心理咨询，她在与这位朋友交谈后也预约了同一位治疗师。

这位治疗师热情地接待了她，允许她在有限的咨询时间内没有压力地讨论她受虐的方方面面，并与之探讨了她的具体感受。经过四次治疗后，她感觉自己好多了，因为她将一切表达了出来，她意识到自己没有任何责任，并可以将这段经历抛诸脑后。但是，这并不意味着她已经忘记了这件事，事实上她永远也不会忘记，只是这件事不再影响她对自我价值的感受，同时她对自己性取向的疑虑也随之消除。她离开了诊所。

莎拉的问题是精神疾病吗？在这种情况下，不必将其视为精神疾病。莎拉与她的治疗师之间，除治疗所需的正常的讨论之外，没有其他任何交流。这是他们之间的决定，因此不需要写信给任何医生，包括全科医生，也不需要其他权威机构介入（假设最初的问题曾经暴露并得到解决）。尽管从表面看，问题已经解决，但治疗师最好还是保留一份治疗记录。这种类型的干预每天都要重复数百次。

第五章
共轭模型

英国心理咨询与心理治疗协会（British Association for Counselling and Psychotherapy，BACP）代表着英国的心理咨询师和心理治疗师，拥有47000多名会员，广受欢迎。在社会模型这一章中讨论的关于学校心理健康服务的例子是一个典型的案例。如果一切症状都在学校内部解决了，就没有必要进行诊断、写转诊信或就可能的诊断结果进行令人心烦意乱的讨论。这一切都可以在"内部"完成。

实际上每个人都有可能出现一些不愉快的症状，比如悲伤、紧张、困惑、烦躁和愤怒，这些症状比正常情况更容易被人注意到，可以被看作暂时的不愉快，是一个人的命运的捉弄。当然，也可以看作是不可接受的，因此需要获得帮助，其直接原因通常是可以识别的。例如，通常所说的"产后抑郁"就属于这一类。分娩后，女性荷尔蒙和其他生理机能都会发生重大变化，一个需求多、脆弱且需要耗费时间照顾的婴儿的出现，让女性的生活发生了彻底的变化。产后的女性因夜间频繁喂奶而睡眠不足，与丈夫之间的关系变得紧张，直到两个人都适应了新生命的到来。与此同时，在原本更需要安静休养的时间里，家务的需求反而增加了。

精神障碍模型：一个精神病学教授的批判性反思

精神痛苦通常被认为是一种短暂的现象，可以用"神经质"这个无处不在的术语概括。这种感觉等同于情绪困扰，因其普遍存在于日常生活而有别于精神障碍。同样，在两次世界大战中（例如在第一次世界大战中采用堑壕消耗战时，必然会产生极端的精神痛苦）前线士兵的紧张和压力也可被视为普遍现象。在这种情况下，感受不到痛苦和威胁有可能是不正常的。士兵们所经历的症状通常是分散的、多变的，当压力源消除后症状总是会有所改善（如果没有改善，我们就会看到与痛苦相对应的精神疾病的雏形，如创伤后症状群）。其中有许多问题可以归结为焦虑，而焦虑更是一个无处不在但又必要的词汇，可以用它表示一个人的精神压力比以前增加了的状态。当这种情况被认为是暂时的，人们会倾向于坚持一下而不去寻求帮助，而人们恰恰认为焦虑是暂时（通常是正确的）的，它终将过去。

当压力源来自人的内在时，情况就不那么简单了。例如，精神分裂症早期阶段的精神压力性质就截然不同。患者意识到有些奇怪的事情正在发生，却又无法确定这种感觉的来源。又因为其答案往往是以妄想的形式在外部世界中找到，这个阶段有时被描述为"妄想心境"。然而,早期阶段的这些情绪与那些因外部压力而感到的痛苦并无多大区别。

如果你所工作的诊所有良好的筛查程序,不会有超出第1阶段这一程度的患者前来就诊,那么社会模型的主要原则就可以很好地发挥作用。你可以在工作中摒弃所有专业术语,帮助人们理解痛苦的叙述,并通过合作找到解决方案。

阶段2:存在持续影响人际关系的问题

在这一阶段,持续的情感冲突更加聚焦于精神和身体上的不适。这些症状有时会变得具有高度特异性,与诱发因素没有那么直接的联系。在这一阶段,患者仍能意识到自己的情绪和行为与正常人不同,却不是特别不同,只是更加强烈而已。这在传统术语中,被称为"保持自知力(Insight is maintained)"(具体含义请参见术语表中的"自知力"),由于代偿机制可以掩盖这种感觉,因此对于患者来说是没有明显痛苦的。

在这个阶段,症状对行为的影响也不明显,因此一般的观察不会发现任何问题。常见精神障碍的大多数症状都属于这一阶段:广场恐惧症患者的恐惧、强迫症患者的持续关注、

精神障碍模型：一个精神病学教授的批判性反思

抑郁症患者的绝望、疑病症患者的过度关注，以及焦虑症患者的持续担忧和惊恐发作，它们在症状上都是相同的。与第一阶段不同的是，这些感觉不能被解释为普遍反应，因为它们只出现在少数人身上。除了这些特殊的症状外，患者的身体机能相当良好，除了在症状最严重的短时间内，患者的精神状态也能保持良好。处于这一阶段的人很少意识到自己的问题，也就很难消除明显诱因。仅仅是简单地改变环境、职业或社交是不能从根本上解决问题的，他们会带着困扰和问题生活。

我们正是在这个层面考虑诊断的。现在引入的术语越来越复杂，而且往往并非与症状完全等同。因此，与他人在这个层面交流是必要的——有必要用速记的形式增进理解。对某些人来说，"诊断"这个词是有毒的，因为它似乎贬低了患者故事的重要性。实际上，"诊断"一词没有任何作用，只是写一个简短的诊断比写四页纸的文字更容易。当我们说某人得了"抑郁症"，没有否定这个人症状背后独特的人生故事时，我们就是把它放在一个可理解的框架内给信息接收者提供了一些背景。但是，这个框架不是永久性的。罗伯特·肯德尔很好地概括了这一点："我们所有的诊断术语都是简单的概念，而我们能对它们提出的唯一问题就是它们是否有用，以及会对谁有用"（Kendell，1991）。

我们在前文案例中提到的莎拉，就是属于共轭模型的第1阶段。如果她接受的简单但成熟的干预措施不能缓解她的痛苦，那么她可能会出现更多令人担忧的症状。比如，她可能在与男性的关系中感到焦虑，失去自信，并感到自己没有价值且有许多不足。她可以掩饰自己，表面控制自如，然而内心痛苦不堪。这些感觉可能会持续很多年，且不会有太大的改变。许多接受更长时间心理咨询的人，无论他们的治疗师是支持精神动力系模型还是其他模型从业者，在这个层面都与莎拉处于同样的境地，他们不快乐、不满足、容易自我怀疑和胡思乱想，有时还会情绪不稳定。

在这一阶段，治疗师与患者之间的关系仍然至关重要。患者希望看到自己进步的证据，但又意识到令人不愉快的观察也有可能令人暂时不安，因此不太可能顺利改善。而且，在这个阶段不需要其他人参与，也不需要正式的诊断或与他人的书面沟通。

阶段3：存在非理性思维及行为

这是一个完全不同的阶段。在第2阶段，患者感到苦恼、焦虑或不快乐，并伴有令人困扰但可以理解的症状或行为。到了这一阶段，症状和行为突出，占据主导地位，是真正的问题所在。原来的烦恼依然存在，几乎与新的攻击行为分离。与过去经验的联系被打破，取而代之的是一波波新的感觉和反应，这些感觉和反应似乎有自己的生命，仅将这些症状命名为"症状替代"或类似的术语是没有用的。不管它们是替代品还是真正的体验，它们对当事人来说都是绝对真实的。

这些问题有许多不同的表现形式。远离社会的抑郁症患者很容易形成一种"心理定势"，即：没有人愿意认识他们；不明原因的恐慌发作可能被误解为身体疾病的症状，或导致广场恐惧症；强迫思维会变得极其严重，以至于无用的仪式几乎主宰了一天的生活等。而胡思乱想、担心和恐惧只会强化患者的这些症状，并有可能因此持续存在。

因此，消除症状成为这个阶段治疗的重点。精神科医生和治疗师在处理这个阶段某些最常见的问题上并不见得有效。比如：各种各样的医学上无法解释的症状、功能性躯体障碍、健康焦虑和躯体形式障碍都属于这一类。

阶段4：行为扭曲

当第3阶段的精神障碍患者的临床表现中的主要症状变得更加严重或持续时间更长时，其行为问题就会变得更加明显。广场恐惧症患者发现，避开开放空间、超市和公共交通工具等会避免由此引发的恐惧。同样，强迫症患者会发现，长时间重复洗手等仪式可以短暂缓解持续怀疑和思维反刍带来的张力，而抑郁症患者则会变得孤僻，拒绝与任何人见面，从而加剧了孤独感和绝望感。当行为上的变化向外界发出了一切都不顺利的信号时，患者将无法掩饰内心的痛苦。如果这种变化足够剧烈，它完全可以取代症状。例如，在女性中更常见的广场恐惧症会让患者发展到完全回避外部世界的地步。在日本，广场恐惧症被认定为一种独立的综合征——"taijin kyofusho（日本社交恐惧症）"。在莎拉的案例中，当外出和与人见面的恐惧使她无法走出家门时，就可确认她已经患上了类似于"taijin kyofusho"的综合征，这样的情况并不罕见。

当一个人的症状发展到这种程度时，其他相关的人不被卷入其中是不可能的。亲属和朋友不得不适应他的这种变化，有时他们是心甘情愿的，有时是不情愿的，有时根无法适应，比如他们会通过断绝关系的方式表达自己的不满。根据我的经验，耐心适应变化往往是他们最常见的反应。尽管这值得称赞，但有时也会延误有益的干预。

不难看出，这一阶段与认知行为模型相吻合。在这一阶段，还会出现一系列的症状和异常行为，包括一些基本问题，如智力受损儿童在自我喂食行为上的困难，饮食失调的儿童回避进食行为，儿童的持续逃学行为或反复的自残行为。这些行为的产生是为适应不良行为的，却适得其反，甚至产生了破坏性。通常，这类行为不仅丝毫不能解决患者自身存在的问题，还会使问题长期存在并恶化。你会注意到，这个阶段与前几个阶段不同，患者不一定是因为不愉快的感觉而寻求帮助。出现异常行为的人可能并不认为自己的行为是不正常的，其他人——"社会"是试图改变这种行为的主要推动者，这在处理人格障碍问题时很常见，这就引入了管理的道德层面，只是并不一定适用于患者的早期阶段。

因此，我们可以看到，无论出于何种原因，当患者出现行为异常时，其社会功能和人际关系，通常从最亲密的家庭事务，到远一点的文化和社会期望方面都有一定程度受损。

如果你想读到确切的、完全没有删节的关于莎拉这样的患者的一系列文字描述，你可以阅读关于丽兹（化名）的文章，她描述了自己30年心理问题的历程（Tyrer，2022）。

阶段5：解体

在早期阶段，患者能够在特定的功能障碍之外的很多方面维持正常功能。但在这一阶段患者的精神障碍的界限会缩小甚至消失。该阶段的心理异常很严重，已经影响到患者所有的心理活动。他们的思维、情感和行为都会受到影响，人格也会发生巨大的变化。这些疾病的范围很广，从精神分裂症到成瘾性、分离性情绪障碍和一些行为障碍，其正常功能和病理功能之间完全不匹配，导致了人们口中的"精神病"，尽管"精神病"一词不够精确，但它不失为一个好的统称。

精神障碍模型：一个精神病学教授的批判性反思

现在人们普遍认为，精神分裂症和双相障碍在遗传学上密切相关（Craddock & Owen，2005），许多疾病在发病过程中都会出现短暂的精神病发作，这一点在共轭模型中尤为重要。在这个层面，从业者与患者接触的规则是完全不同的。当从业者声称与患者进行温和的叙事性讨论是获得理解的唯一途径时，我有一种冲动——想把他们抓起来关进精神病重症监护室，我要让他们看看严重紊乱的感知、交流和行为对这种温和的合作方式到底有什么影响，该模型的第5阶段会戳穿"你的故事是什么？"这一观点的普遍价值。随着精神功能的全面紊乱，个人对疾病的认识往往会丧失，取而代之的是一片混乱。由于患者缺乏自知力，有时需要在未经其同意的情况下进行治疗，这就带来了强制性的伦理问题。患者的世界观不再由现实决定，患者会产生错误的信念（妄想）、不正确的感知（错觉和幻觉），对精神功能也不再有任何掌控，这些功能似乎已经传递给了外部（被动感觉和被控制妄想），造成这些特征的原因有可能是患者试图将非理性合理化。如果觉得这个世界没有意义，他们就必须进行内部重组，使其具有某种秩序，但是他们重组出来的这种秩序往往是其他人无法认同的。

面对这种混乱，所有整合功能的表象都消失了。患者已经不再可能通过言语和非言语交流进行正常的接触，饥饿、口渴和性等重要的驱力也变得错乱，有必要住院治疗，这既是为了治疗精神障碍，也是为了保障患者躯体健康和保护他人安全。当患有这种程度的精神障碍的患者对现实的看法恢复正常，得以康复时，他们往往无法回忆起患病时的感受。这并不奇怪，调和重大疾病和健康的不同观点需要非凡的智慧。也许这最能说明这种程度的障碍与其他障碍之间质的区别，即在这种情况下患者的心理体验与正常体验、神经症性症状、认知错误和行为改变，处于不同的维度。

精神障碍的发展阶段

显然，上述不同紊乱程度之间存在重叠，不能将其视为严格的分类，毕竟它们与正式诊断不在同一水平上。在同一种精神疾病的病程中，可能会出现这五个阶段的任意组合。

有些障碍可能只表现出其中一个阶段的明显迹象，而有

精神障碍模型：一个精神病学教授的批判性反思

些障碍则表现出两个或三个阶段的明显迹象，但所有障碍都有可能表现出这五个阶段中的任何一个阶段。我希望能通过这一章的内容说服你，共轭模型比任何其他模型更可取，因为它能让你沿着不同的阶段，做出相对轻松的、灵活的调整。

为什么灵活性如此重要，为什么要使用似乎是凭空出现的、没有任何理论依据的共轭模型？这曾让我感到困惑。但是，经过多年的个人实践，我逐渐发现共轭模型的优势，我知道这可能不是一个令人满意的答案，却有先例可循。1965年，格雷厄姆·福尔茨（Graham Foulds）写了一本关于精神疾病层级体系方面的书，这在当时算一个新的尝试。后来，他和同事艾伦·贝德福德（Alan Bedford）一起进行了很多细化。他们提出了四个层级——恶劣心境（焦虑和抑郁的混合物）、神经质症状（"与正常自我不协调"的症状）、整合的妄想（至少与他们的环境和经历相匹配的错误想法）和解体妄想（共轭模型第 5 阶段的精神障碍）。但福尔茨和贝德福德（1975）进一步指出，根据共轭模型的定义，较高层级结构中包括系统中低于它的所有层级的元素。如果你接受这个模型，那么你会发现，患有严重精神病，基本无法与他人正常沟通

第五章
共轭模型

交流的人，其人格中仍然包含着较低精神障碍层级的元素。

公正地说，这种层级模型并没有受到广泛认可，但它所传达的信息值得我们理解且需要得到比现在更多的重视。莫里（Morey，1985，1987）发现，福尔茨-贝德福德精神障碍分级法是一个比精神疾病症状的普遍性和严重性更好的预测指标，他认为这是"精神病理学分类中一项很有前途的创新"（Morey，1985），而共轭模型证实了这一预言。

所有健康专业的从业人员都需要时刻注意，患者可能会突然意外地出现与主要表现不同的症状或行为。如果你坚持共轭模型，就会比坚持其他模型更容易发现这一点。该模型的灵活性意味着当一个严重精神病患者突然好转，说话正常且连贯时，你可以立即转换模型，从第 5 阶段转到第 1 阶段。令人好奇的是，有多少患者在完全康复后还能回忆起不同阶段转换的具体时间，以及那时有人曾对他们说过的话。

其他模型的不足

在推广共轭模型的过程中，我们还需要研究其他边缘模

精神障碍模型：一个精神病学教授的批判性反思

型的成功与失败之处。近年来，由于人们对精神病学的发展普遍感到不满，因此提出了许多边缘模型。我认为造成这种不满的主要原因是资源匮乏，而不是模型使用不当，当然，相较新的模型而言，它们也有很多缺陷。

被扭曲的医学模型

"医学模型"如今已被大多数批评者摒弃，尤其是最近几版的《精神障碍诊断与统计手册》（DSM-4 和 DSM-5）更是让人感到失望。由于《精神障碍诊断与统计手册》（DSM-3）太受欢迎，许多精神科医生将其奉为精神科圣经，这必然在某种程度上对新版本有过高期待。但近年来，"医学模型"这一术语已经被扭曲。在此再次提出主要用以说明本书开头提出的观点，老虎机的弹球高手是无法获得诊断头奖的，因为游戏窗格中的最后一个樱桃——明确的（相当于医学的）诊断永远不会出现。

但新医学模型的支持者并不接受这一点。"所有的心理健康问题都必须在大脑中有物理表征"——这是他们的口头禅。他们认为，"我们还没有找到它们，但我们必须继续寻找"。

第五章
共轭模型

我并不反对这种探索,不幸的是,迄今为止,我们在精神疾病的生理病理方面投入了大量的精力进行大量的研究,但在造福患者方面一无所获。在勇敢探索遗传学、神经科学、神经成像和神经回路这个新世界的路上,尚未发现有任何有意义的研究成果。我仍然需要用"尚未"结束这句话,因为我认为我们不应该停止探寻。因为慢性疲劳综合征(CFS)等病症已经将医学界和患者分成了两派,一派深信存在可诊断的医学原因,另一派则认为心理因素至关重要。如果你坚持某种医学模型,那么你只会制造无意义的冲突。

即使在医学诊断中能找到蛛丝马迹,也仅能与一小部分精神障碍病例有关。爱德华·布尔莫尔(Edward Bullmore)有力地证明了炎症是抑郁症的核心特征,并暗示了抑郁症的成因(Bullmore,2019)。但是,不需要过多思考就能明白,当抑郁症发生在死亡等重大丧失之后时,如果得出"丧失不是抑郁症的原因"这一结论,那就大错特错了。人们始终试图找到一种生物学变量佐证抑郁症的明确诊断,比如过去最著名的针对抑郁症的地塞米松抑制试验(Carroll 等,1968),但结果表明这种生物学变量都是非特异性的(如有许多假阳性和

精神障碍模型：一个精神病学教授的批判性反思

假阴性），因此也就不具有可信性。

但医学模型并没有被放弃。美国国家精神卫生研究所甚至创建了一个新的模型，名为"研究领域标准"（The Research Domain Criteria，简称 RDoC）。这是一个真诚的创建框架，旨在将遗传学、分子结构、细胞、神经回路、行为、神经生理学和自我报告整合到一个诊断框架中。我不打算对它进行过多描述，因为目前它就像一本词源学词典，向你介绍新词及其起源，并不适合用于诊断目的，在实践中毫无用处。

杰弗里·利伯曼（Jeffery Lieberman）在某部与人合著的著作中对医学模型给出了最乐观的描述，他先就精神病学过去的错误进行阐述，然后展望了一番未来的壮丽前景（Lieberman & Ogas，2016）。他认为，通过分享"我们如何克服可疑过去的未经审查的故事"，我们可以看到一个辉煌的未来，那就是医学科学会与所有技术齐头并进。如果真如利伯曼所言，那么做一名精神科医生将是一个不错的选择，毕竟每一名新入职的医生"现在都拥有引导任何人走出精神混乱迷宫的工具，并能引导人们拥有清晰的思维能力，得到关爱并逐步康复"。

我并不反对乐观主义，只是反对这种对当今精神病学过于乐观的看法，简直是无稽之谈。向来以严谨著称的医学史学家安德鲁·斯卡尔对此大加挞伐，并将这种特殊的医学模型定性为医学骗局："与杰弗里·利伯曼等人所展示的过于乐观的描述相反，我认为美国的精神病学专业面临着一连串的问题，这些问题有可能将其淹没。在医学界内部，人们对该行业过去50年来所采用的诊断方法越来越失望。越来越多有影响力的声音怀疑，在神经科学和精神遗传学上投入的所有资金是否能让严重精神疾病患者受益。临床中凸显出的越来越多的药物局限性向临床医生证实，药物是精神医学临床实践的关键，也是该领域的专家和大型制药公司之间的腐败行为的关键。"（Scull，2021）这显示了该模型的所有弊端，即对诊断和神经科学发展趋势的推崇，以及对药物治疗的过度信任。斯卡尔进一步指出了美国精神病学的特殊恐怖之处："从患者的角度来看，所有这些发展都是伴随着公共精神病学的崩溃以及许多精神病人被送往肮脏的街头和恐怖的美国监狱而发生的。"（Scull，2021）

精神障碍模型:一个精神病学教授的批判性反思

这一版本的医学模型应当存在,因为随着时间的推移,它完全有可能帮助某些疾病找到病理原因。但是,我们也不能过于乐观。我们最不需要的就是再次踏上本书序一中提到的托马斯·奇弗斯·格雷夫斯的盲目治疗之路。如果有勤奋的读者想了解格雷夫斯的故事是多么可怕和难以理解的,请看他在《英国精神病学杂志》的前身《精神科学杂志》(Graves, 1940)上发表的论文。但凡你能理解其中的一句话,哪怕只是简短的介绍,你就是文学大家了。

生物-心理-社会模型

在过去的45年里,这一模型始终是精神障碍的主流模型,并得到了普遍好评。乔治·恩格尔(Engel, 1977)将其简明扼要地概括为,它是对当时盛行的生物医学模型的扩展替代。他提到:"当今疾病的主流模型是生物医学模型,该框架没有为疾病的社会、心理和行为维度留下空间。我们提出了一种生物-心理-社会模型,它为研究提供了蓝图,为教学提供了框架,也为现实世界的医疗保健提供了规划。"

现在,质疑声悄然而至。生物-心理-社会模型并没

第五章
共轭模型

有具体的运用规则。比如：每个因素是在何时占有主导地位的？当相互之间产生矛盾时，它们该如何同时存在？它们又是如何指导治疗的？事实上，共轭模型可以回答这些问题，而生物-心理-社会模型则无法回答。问题在于，临床医生是可以根据自己的喜好选择模型中的任一部分的，而我们就只能看到一个浅尝辄止的业余爱好者。正如纳赛尔·加米所言："生物-心理-社会模型的倡导者真正追求的是折衷自由，就是根据患者情况进行个性化治疗的能力，这在实践中意味着可以为所欲为。"（Nasser Ghaemi，2009）

这一模型也很容易受到攻击，因为它没有设定生物、心理和社会要素的界限，也没有说明一个或多个因素何时不再适用于某个问题。正如彼得·金德曼（Peter Kinderman）写道："生物-心理-社会模型通常被解释为暗示生物、心理和社会因素在精神障碍的病因学中是平等的伙伴关系。这里提出的精神障碍心理模型表明，心理过程的紊乱或功能障碍是精神障碍发展的最终共同途径。"（Kinderman，2005）也正因如此，这三个组成部分中的某个因素总是在不断向前推进，并力求主导地位。

反精神病学模型

这本身并不是一个真正的模型。它是对所有模型的全面攻击。该模型认为，在最原始的形式中根本不存在精神疾病（Szasz，1961；Cooper，1967）。托马斯·萨斯（Thomas Szasz）声称精神疾病是一个神话，这引起了人们的注意，但是他继而因此声名狼藉。他在晚年又反驳指责他论点的人，说他的所有结论都源于概念分析、社会政治批评和常识（Szasz，2009）。抱歉萨斯，是你把雪球滚下山坡的，你无法在雪球落到山底之前消除它所造成的伤害。

社会政治模型

该模型已经在第四章中作为社会模型的延伸讨论过，曾因被视为社会模型的一部分而遭到否决。现在，由于其拥护者越来越多，已不容忽视。

首先，我要引用我在林肯郡合作国民医疗服务基金会（Lincolnshire Partnership NHS Foundation Trust）的同事萨米·蒂米米（Sami Timimi）关于当前精神病学实践的一段话进行概述:"殖民主义类型强加了一种种姓制度,这在不经意间剥夺了大部分人的公民权,在谴责他们的同时也使他们感到遗憾和不信任。"(Timimi,2021)

这是说了些什么?是认真的吗?蒂米米所说的"殖民主义类型"就是本书描述的所有模型,因为这些模型是由前殖民国家享有特权的白人男性创建的,因此在蒂米米看来,它们应该作为强加的意识形态而被抛弃。我认为,对于那些(心理健康理念的主要倡导者)不认为美国是殖民国家的人来说,是很难认同蒂米米的观点的。请读一读马克·吐温于1900年在《纽约先驱报》上的这些话(Twain,1905):

"我离开温哥华海岸时,是一个狂热的帝国主义者。我想让美洲雄鹰翱翔太平洋,对它来说,满足于落基山脉似乎是令人厌烦和被驯服的。我问自己,为什么不在菲律宾展翅高飞呢?我对自己说,这里的人民已经受苦受难了三个世纪。我们可以让他们像我们一样自由,给他们一个自己的政府和国家,把美国宪法的缩影放在太平洋上,建立一个崭新的共和国,在世界自由国家中占有一席之地。在我看来,这是我们要完成的一项伟大任务。

精神障碍模型：一个精神病学教授的批判性反思

"但从那以后，我又想了想，仔细阅读了《巴黎条约》，我发现我们的目的不是解放，而是征服菲律宾人民。我们去那里只是为了征服，而不是救赎……

"在我看来，让这些人获得自由，让他们以自己的方式处理自己的国内问题，应该是我们的荣幸和责任。因此，我是一个反帝国主义者。我反对把鹰爪伸向任何其他国家的土地。"

因此，在欧洲人集体掠夺土地之后，如果还有更多的土地可供殖民，美国将毫无疑问地成为一个积极的殖民者。因此，我们必须无视殖民主义，让世界上的每一个国家能够按照马克·吐温的方法，用自己的方式来处理自己的心理健康问题，而不要理会蒂米米口中所谓的殖民主义者那些古怪的白人至上主义的观点。

根据蒂米米的论点，精神病学殖民主义者在精神病学服务中强加了一种"种姓制度"。有趣的是，种姓制度在非"白人至上主义者"主导的国家（如印度）最为发达，它是一种描述人们固定等级的结构——假定一个群体至高无上，而另一个群体却被认为低人一等。蒂米米是否在暗示，会有人将

第五章
共轭模型

被诊断患有某种精神疾病的人永远置于被奴役的地位。我猜他是的，因为他接着又指出，"大部分人被剥夺了公民权"。蒂米米把这种情况设定为永久性的，他抨击对精神疾病患者的态度，"谴责他们，同时使他们感到难过和不信任"。我们可以看出他的担忧和恐惧，也不得不同情这些可怜的不幸者，但又害怕不把他们安置在一个不造成伤害的地方，他们很有可能会做出什么事来。

我并不觉得蒂米米在写这些文字时是认真的。他被自己的夸夸其谈迷惑，这比事实更令人兴奋。我们需要提醒自己，他所描述的是 21 世纪的英国，在那里的每个人似乎都在争相讲述自己的心理健康故事，国会议员等人因为披露双相障碍、抑郁症和强迫症而受到称赞，那些有"亲身经历"的人（即曾经有过各种精神问题的人）在发展服务方面发挥着重要作用。那些遭受过殖民统治的国家应该无视其他地方的进步，根据当地传统建立自己的医疗服务体系等，这些想法简直是无稽之谈。难道我们真的想回到那种把精神疾病患者拴在树上，关在笼子里，鼓励通过精心设计的仪式从人体内驱除邪灵的做法吗？我希望不是！科学具有普遍性，如果一个国家

精神障碍模型：一个精神病学教授的批判性反思

发现了有价值的东西，应该向所有人开放。

接受社会政治模型的人会不可避免地将种族主义纳入讨论。我并不想忽视或贬低种族主义这个重要话题，但在任何关于精神疾病模型的合理讨论中，我都不接纳这一观点——种族主义是任何精神障碍模型的核心。我尤其关注"觉醒的种族主义（Woke racism）"，这是美国语言学家约翰·麦克沃特（John McWhorter）用来描述自称反种族主义的政治身份的一个术语。这就像是一种宗教崇拜，而信仰总是胜过证据（McWhorter，2021）。

如果你相信白人特权男性精神病学家（许多精神病学的关键模型制定者）都被彻底灌输了殖民种族制度的教育，以至于他们根本无法理解黑人患者，而且在治疗他们时，只会试图加重对他们的压迫，那么你就能感受到这是一种邪教了，这岂不意味着任何使用本书描述的任一模型的人都是在实施某种形式的种族压迫？或者建立一个种姓制度，非白人患者将被永久奴役，他们只有通过死亡才能逃脱？

这种方法的可悲之处在于它完全没有证据。它的支持者声称，越来越多的黑人和少数民族患者被强制入院治疗，就表明存在种族歧视。但是，这很难成为种族主义的证据，仅仅算得上收入、教育和机会不平等的证据，与种族主义毫无关系。这些问题需要得到强有力的解决，只是站在屋顶上高喊"系统性种族主义"丝毫无助于问题的改善。

对此，默里和费伦比较恰当地阐述了自己的观点："不仅在精神病学领域有少数人具有种族主义倾向，在整个社会中也是如此。但更多的是那些用种族主义思维的棱镜审视所有话题的人，他们扭曲了对现实的认知，以至于用种族主义的术语解释种族群体之间的所有差异。甚至有些人主张为不同种族的个人提供单独的精神医学服务，这让我不禁想起种族隔离最严重时期的南非。"（Murray & Fearon，2007）

因此，我真诚地希望读者们在讨论本文所描述的模型时，不要被社会政治模型左右，这对改善精神医学服务毫无帮助。

创伤模型

创伤作为精神疾病先兆的重要性早已为人所知。然而，创伤模型以一种清晰的形式出现在人们面前才是近些年的事，埃里希·林德曼（Erich Lindemann）在对 1942 年造成

400多人死亡的椰林夜总会大火影响的研究中强调了这一点（Lindemann，1944）。创伤模型涵盖了整个生命周期和各个年龄段，它认为，人的躯体创伤、性创伤和各种形式的心理创伤的影响是导致精神障碍（不仅是普通精神障碍，还包括精神病）的关键因素。此外，它还包括人在童年时期经历的创伤在多年后的成年生活中首次出现的影响，这在最新版的ICD-11（世界卫生组织，2022）中被正式命名为"复合性创伤后应激障碍"。这种诊断要求患者的症状必须符合创伤后应激障碍（PTSD）的标准，同时还存在自我组织紊乱，包括情绪失调、消极的自我概念和人际关系困难的问题。

从表面看，创伤模型的支持者似乎有充分的理由让人们相信，走近患者询问"你怎么了"的治疗师，会比询问"告诉我所有不对的地方"的治疗师更有共情力。据统计，有20%以上的人有过心理创伤的经历，而从精神卫生保健中心掌握的情况来看，这个人群所占的比例更大，也就意味着有很多人是有一些心理创伤经历的。许多权威人士认为，某些疾病尤其是边缘型人格障碍是由创伤造成的（Herman等，1989），因此人格障碍作为一种诊断的概念是无效的。诚然许

第五章
共轭模型

多人格障碍患者在自己的一生中有可能经历几次重大的创伤事件,但大多数人并没有经历过真正的逆境,尤其是在生命的早期——许多人认为这是逆境负面影响发展的重要阶段。

在对严重精神疾病患者的创伤发生率进行仔细审查时,研究人员并没有发现边缘型人格障碍与创伤之间的特别联系。许多其他精神疾病患者与没有精神疾病的患者相比,有更高的比例经历过童年创伤(Werberloff 等,2021),包括重度抑郁障碍、创伤后应激障碍、阳性精神病症状、自残、药物滥用和攻击行为等精神疾病类型的患者。在全球范围内的精神疾病患者中则有近30%的个体曾有过童年被忽视和遭遇逆境的经历(Kessler 等,2010)。

创伤疗法完全适用于共轭模型的第一阶段,但其相关性会在更高的阶段越来越小。贝塞尔·范德考克(Bessel van der Kolk,2015)的畅销书《身体从未忘记:心理创伤疗愈中的大脑,心智和身体》(*The Body Keeps the Score: Mind, Brain and Body in the Transformation of Trauma*),吸引了大批读者。我仔细阅读了这本书,发现它的科学原理与弗朗茨·梅斯梅尔(Franz Mesmer)的一致。后者声称,有一种无形的自然

精神障碍模型：一个精神病学教授的批判性反思

力量——动物磁力——可能成为许多疗法的源泉。他是这样解释创伤对身体产生的作用的：创伤患者试图控制由一系列"生理反应"引起的混乱，这些"生理反应"又导致一系列的身体症状，包括纤维肌痛、慢性疲劳和其他自身免疫性疾病，这就解释了为什么创伤治疗涉及整个机体、身体、精神和大脑是至关重要的（van der Kolk，p.53）。他断言："创伤后，人们会用不同的神经系统来体验世界，这种神经系统会改变对风险和安全的感知"（参考第二章之"精神动力学模型原理与实践的结合"篇）。他认同"多迷走神经理论"中对迷走神经的副交感神经的两个部分及分别具有不同功能（Porges，2009）的说法，但是这一理论的科学依据并不比动物磁力理论的依据更为确凿。但这不影响范德考克对这一观点的认同，只要符合他的创伤模型，他都能接受，他声称多迷走神经理论允许"身体记住"正是他著作名称的关键部分。

这怎么可能发生呢？范德考克声称，创伤记忆包含在人的内脏中，也包含在令人心碎和痛苦的情绪中，还包含在自身免疫性疾病和骨骼/肌肉中，因此需要"彻底改变我们的治

第五章
共轭模型

疗假设"（参照第二章之"精神动力学模型的变化"篇）。最后他断言，创伤会从根本上重组大脑和大脑管理感知的方式。这不仅改变了我们的思维方式和思维内容，还改变了我们的思维能力。我们发现，帮助创伤型受害者找到描述发生在他们身上的事情的语言，非常有意义，但通常又是不够的。主动讲述故事并不一定能改变身体和荷尔蒙的自动反应，因为身体仍然需要保持高度警惕并随时准备受到攻击或侵犯。要真正改变，身体需要了解危险已经过去，并能活在当下的现实中。对创伤的探索不仅能让我们换位思考关于心灵的结构，也能让我们主动了解关于心灵疗愈的过程。

范德考克理论过于自以为是，在没有任何证据的情况下就断言，创伤会以一种奇怪的神经生理学方式嵌入身体，并以心身症状的形式体现。并且，范德考克是不会让证据阻碍他的理论的。他坚持认为："创伤幸存者的精力都集中在压抑内心的混乱上，并以牺牲自动自发地参与生活为代价。"他进一步指出，通常所有被描述为功能性或心身疾病的病症都是体内未解决的创伤的"沉积"。他认为，人的肌肉、关节或胃里是没有记忆神经元的，也没有复杂的数据记录器，它们

精神障碍模型：一个精神病学教授的批判性反思

都在人的大脑里。范德考克在创建创伤理论时所使用的资料很多年前就已经广为人知。其著作受到人们追捧的事实表明，大多数人是相信此类"身体记忆"的说辞的。

威廉·詹姆斯（William James）与卡尔·兰格（Carl Lange）两个聪明的人在没有依据的情况下共同提出的"情绪是身体感知的结果"这一概念，否认了人们通常认为的"先感知的情绪引发了躯体症状"的观点，也就是焦虑会对身体造成影响。即使很多人出现了躯体症状并错误地坚持认为他们的焦虑是这些症状的结果，似乎也不那么重要。因为人们的焦虑主要存在于躯体而非心理时，使用β-阻断药物（作用于肌肉受体以减少震颤和心率的化合物）治疗，通常会有效果（Tyrer & Lader，1974；Tyrer，1976）。尽管成功接受治疗的患者的病情能通过这种方式得到改善，但这并不能支持詹姆斯和兰格的理论。

后来，詹姆斯发展了实用主义哲学，他认为在最广泛的意义上令人满意地起作用的事物，就可以被视为是真实的。伯特兰·罗素（Bertrand Russell）直截了当地驳斥了这一观点："我常常发现，'圣诞老人存在'在最广泛的意义上是令人满意的这一假设是成立的，因此'圣诞老人存在'这一命题为真。然而，圣诞老人并不存在。"

采用创伤模型的危险在于，其他处理精神病理的方法会被完全忽视。此外，当患者相信他们的症状是储存在创伤记忆里时，他们就会坐下来责怪那些曾经造成他们创伤，引发他们症状的人。而盲目地将创伤视为事实，也是同样危险的，有据可查的严重创伤当然是事实，但某些形式的创伤有可能建立在完全虚假的前提下。我们无法区分哪些创伤记忆是虚假的，哪些是真实的。在一项研究中，对确信自己被外星人绑架的人的记忆进行了记录。当这些人接触到这些（显然是虚假的）记忆时，他们表现出明显的主观痛苦及其心率、皮肤传导和面部肌肉活动方面的生理紊乱，比那些被诊断患有创伤后应激障碍的越战老兵听到他们在战争创伤的录音时表现出的症状要严重得多（McNally，2005）。

可见，创伤已经超出其本身的范畴，它传达了一个重要的信息，即不要忽视创伤在任何心理健康问题中的重要性。只要把它控制在一定的范围内，不要过度强调就好了。

权力威胁意义框架

很难容忍"权力威胁意义框架"（Power Threat Meaning Framework，缩写PTMF）这样的词语。它是电力供应商的警告吗？是卡夫卡式的警报信息吗？是数学公式还是编织图案？根据它的发起者所说，该模型是在理解精神疾病模型方面迈出的重要一步，是非常严肃的。因此，我们不能在讨论中忽视了它。

该模型读起来颇像一份政治宣言，因为它在抨击其他模型的同时，也推动了自己取而代之的步伐。它认为，现有的模型是多余的，因为它们接受了"实证主义"。直到五年前，我还从未听说过实证主义，只听说过否定主义（不是它的对立面）。这可能是我所受教育的缺陷，但它从未影响过我的专业工作。实证主义是一种哲学体系，它将自己局限于可以被科学验证的问题中，或者更具体地说，是将自己局限于可以通过逻辑或数学证明的问题中。

现在，我接受的是科学家培训，因此我在工作生涯中一直是实证主义者。我检验各种假设，要么是正式的研究调查，

第五章
共轭模型

要么是试图帮助患者。因此，当我对患者说出"我不知道该给你什么建议；你可以选择方案1或方案2，但我不确定哪个最适合你。我们应该先尝试哪一个呢？"的时候，我就是一个实证主义者。但这对支持PTMF的人来说还不够好，因为实证主义宣扬称人类是"受因果力量作用的物体"，这大概是受到牛顿物理学的异常影响。而《权力威胁意义框架》(*The Power Treat Meaning Framework*)指出，识别情绪困扰、不寻常经历和麻烦或困扰行为的PTMF模型，以替代功能性精神疾病的诊断，书名就暴露了其目的局限性。

这个伪装在英国心理学会权威旗帜下的团体（Boyle & Johnstone，2020；Johnstone & Boyle，2020）（他们只是该学会内的团体，但不站在学会的立场为它说话）并不会愚蠢地要投靠医疗机构，它真正想要表达的意思是："我们发现，在与有某些类型问题的人打交道时，这些问题往往与他们所处的社会和个人环境有关，精神病学的语言并不总是最理想的，因此我们更倾向于采用不同的方法。"

这绝对没有什么错，但更进一步就是自我毁灭。该框架想要删除许多关键词，如"疾病""紊乱""症状"和"患者"，

精神障碍模型：一个精神病学教授的批判性反思

甚至还想删除"诊断"一词。为什么呢？因为这些词假定与医学有关，带有实证主义色彩，而这些恰恰是政治活动参与者最不希望看到的，他们不想与医学有任何联系。有些该框架的追随者的看法会更偏激，他们认为，根本就没有精神疾病，只是人们表现痛苦的方式不同而已，目前的做法只会使人们成为"精神疾病的受害者"。

本章所述的共轭模型将 PTMF 置于其应有的位置。如果评估的问题在层次结构中处于第 1 阶段，就没有必要使用系统中更高阶段的术语。但是你愿意使用这些术语，也是可以的；如果你不打算将患者转介给其他专业人员，又何必费心地添加类似的其他术语呢？构建叙述或故事是 PTMF 的关键要素之一，但它只适用于第 1 阶段。如果情况突然发生变化，你的面前出现了一个具有自杀倾向或威胁性攻击行为的人，那么"一个故事"的做法就像拍拍他的后背一样，对治疗毫无用处，只会让事情变得更糟。

我觉得 PTMF 的支持者没在精神科急诊或重症监护室工作过。我建议他们在写任何东西之前，先在这样的环境中待几个小时。

批判性精神病学模型

该模型并不是一种完全独立的模型，但有资格与其他边缘模型一并被提及。对其最恰当的描述是：它是一种纠正精神病学过度行为的模型，这在某种程度上是受欢迎的。支持批判性精神病学模型的医生（一个没有正式组织结构的群体）比其他大多数精神科医生更重视精神疾病患者的人际和社会方面的问题。当精神科医生发表诸如"抗抑郁药能恢复大脑中的化学平衡"之类的夸张言论时，他们会站出来进行批判。在治疗策略上，他们更重视同伴支持、地方倡议、友谊计划和社区参与，而不是制造可能导致患者角色占主导地位的环境，以促进患者的心理健康。很难确定批判精神病学的原则，因为它是由一群深思熟虑的贤者组成的一个不成熟的团体。但在最近，它的两位支持者试图在其背后搭建一个脚手架。他们提出了一种相对温和的观点——虽然精神病学也能提供帮助，但不一定是应对"精神障碍"的最佳方式。他们认为："精神痛苦的本质是多种多样的，精神病学服务在应对这一问题时所扮演的角色应更多地反映出这一点。"（Middleton

& Moncrieff, 2019)

这并不是一个有争议的立场，即我们总是可以通过拓宽视野进行学习的，但其消极的一面就是在无意中强化了反精神病学。当已经把枪口对准这个行业的人抓住精神科医生的评论作为攻击的武器时，这只会使这个行业充满骗子、思想散漫的人和控制代理者的错误观念。

分级方法中存在的问题——如何看待患者

在将每种模型的方法与治疗相匹配时，我们必须考虑到在这个系统中最重要的人——患者。在较低层次的共轭模型中，由患者说了算。何时寻求建议、向谁咨询、是否采取治疗师所建议的治疗方法，以及在医生开出处方后是否坚持治疗等，都由患者自己决定。事实上，任何忽视患者的精神疾病模型都会失败。

在所有治疗方法中，最具有包容性的是鸟巢疗法，因为这是唯一一种正式承认所有干预措施不仅要征得患者的同意，还要在患者的全力支持和掌控下进行的治疗方法（Tyrer &

Tyer，2018）。在许多方面，鸟巢疗法是与患者一起解决问题的，而不是一种治疗方法。但对于其他大多数治疗方法而言，治疗师必须提供具体的建议或意见，这也是问题可能出现的地方。

我的一位同学就是其中的一个例子。在我担任学校自然历史协会秘书时，我主要对植物感兴趣，当时还有一个非常活跃的鸟类学小组，由比尔·奥迪（Bill Oddie）领导，他现在是一位著名的野鸟生态研究者和喜剧演员。他的母亲患有精神分裂症，在医院住了很多年，他在自传《飞入布谷鸟蛋》（*One Flew into the Cuckoo's Egg*）中动情地讲述了他与母亲之间支离破碎的关系（读者不会不明白书名的含义）（Oddie，2008）。奥迪患上了抑郁症和焦虑症，因此常被当成脾气暴躁的人。多年来，他的治疗一直停留在共轭模型中第 2 阶段的水平。可能是考虑到他与母亲相处的经历，他坚决不认同一些精神科医生对他做出的患有躁郁症这一诊断，他选择在擅长精神动力学模型的伦敦塔维斯托克和波特曼医院治疗，并全部采用这种疗法进行治疗，他甚至成为这种治疗方式的代言人。最终，他接受了他的确患有双相障碍这一事实，并同意服用锂制剂，这是治疗这一障碍最有效的方法。自此，他的症状明显减轻，但副作用一直困扰着他。我认为（但不能确定）奥迪的问题本可以在更早期时通过共轭模型得到解决。

同样，相对简单的抑郁和焦虑症状可以通过心理或药物治疗得到有效的解决，只有这些症状变得更加严重和复杂时，才会进入共轭模型第3阶段的处理范围。锂制剂，有时也包括其他情绪稳定剂，是治疗双相障碍的首选药物。此时，我同学继续进行精神动力性心理治疗已不再合适（当然，一旦我同学的病情恢复到共轭模型第2阶段，就可以恢复精神动力性心理治疗）。

可以客观公正地补充一点，良好的合作关系通常可以克服一些困难，而且患者往往能够正确地选择适合自己的干预水平。但是，在共轭模型的最高阶段，当患者的行为能力已经丧失时，其他人就必须代替患者采取行动。值得一提的是，心智能力主要由五个基本要素构成：

1. 每个成年人都有权做出自己的决定，除非有相反的证明，否则必须假定他们有做出决定的能力。

2. 认为一个人无法做出他的决定之前，必须给予他一切可行的帮助。

3. 不能因为一个人做出过不明智的决定，就认为他没有能力做出决定。

4. 代表无行为能力者所做的任何事情或任何决定都必须符合其最大利益。

5. 为无行为能力者或代表无行为能力者所做的任何事情，都应尽量减少对其基本权利和自由的限制。

在实践中，医疗专业人员往往会忘记第一条，然后误读第二条和第三条。自本书第一版出版以来的30多年里，有一个令人担忧的趋势，越来越多的患者受到公开的胁迫，主要表现为非自愿（即强制）入院，还有一种更隐蔽的方式，即劝说患者做他们不愿意做的事情，官方称之为运用权力施加影响。我们期待在荷兰这个悠闲恬静的国度，能对各种偏离正常行为的形式持更加宽容的态度。但在过去的30年里，遭遇强制入院的情况持续地大幅度增加（Mulder等，2008）。而在英国，大约三分之一的精神疾病患者都曾有过被"运用权力施加影响"的经历（Burns等，2011）。

造成这种情况的原因有很多，其中最重要的原因可能是日常生活中越来越多的风险规避，但过度遵循模型（如疾病模型）也容易导致胁迫。人们常说患者"缺乏行为能力"，因为这样一来，其他人就有机会以符合患者"最佳利益"为由为所欲为。一个简单的事实是，患者应处于共轭模型的中心，如果他们不同意正在实施的做法，那么他们的理由应得到探讨。这一观点适用于心理健康的所有领域，我们正在越来越多地培训技术娴熟的从业人员，让他们知道如何进行一系列治疗，虽然他们已经接受过"适当的培训"，但这并不意味着他们一定有能力根据患者的反馈改变他们的治疗方法。

共病及人格障碍

共病，这个略显笨拙的词描述的是同一个人患有两种或两种以上不同的疾病。在处理所谓的共病时，一个自然的问题出现了，即如何把它们区分开。对于患有心脏病和膝关节炎等身体问题的患者来说，这是很容易做到的，因为它们的区别显而易见。但在心理健康方面，一个人可能会有抑郁、

第五章
共轭模型

焦虑、对健康的担忧、强迫症状、酗酒问题，这些问题可能会在同一时间发生在同一个人身上。那么，该把他放在共轭模型在哪个层次呢？

答案很简单。这一模型采用层次结构，在处理最高级别的精神障碍问题时，可在必要时使用较低级别的精神障碍应当运用的治疗方法。一种精神状况似乎无法具体定义其对应的正确模型，它可能就属于一种常见的共病了。

人格障碍是一个敏感话题，这是精神病学始终无法妥善处理一种无症状表现，或者观察不到异常，而只是在与他人互动时才出现的精神障碍。公元192年，克劳迪亚斯·盖伦（Claudius Galen）发现了人格障碍，但随后它几乎被遗忘。幸运的是，他将自己的观察结果写成了《气质》(*De Temperamentis*)一书，这是将人格与疾病联系起来的首次尝试。当时，唯一可用的疾病概念是体液理论。早在一个半世纪之前，希波克拉底就描述了四种体液，它们是红胆汁、黑胆汁、血液和痰。盖伦将这四种体液的失调与人格联系起来，他认为红胆汁过多的人具有胆汁质人格，即易怒和暴躁；黑胆汁过多的人则容易痛苦、忧郁、过度焦虑和抑郁，而痰多的人则与世隔绝，不太在意世俗的纷争，因此被称为"黏液质"。只有血气方刚、坚强勇敢、充满血性的人才有值得骄傲的人格。

虽然盖伦对疾病一无所知，但他是一位逻辑严谨的思想家，他将人格与疾病联系在一起的观点一直流传至今。精神障碍与人格密切相关的病症现在被称为盖勒尼综合征（Galennic Syndromes，Tyrer 等，2022），这些病症非常常见。不幸的是，一般的临床医生非常反感人格障碍的概念，以至于盖勒尼综合征的人格因素常被遗忘，这就导致了错误的管理和不恰当的治疗。

共轭模型使从业者承认，人格在所有精神障碍中存在。以下是 ICD-11 新分类法中人格障碍的各个阶段（Tyrer 等，2019），你会注意到，治疗师和患者的立场将在所有阶段中被考虑在内，因为患者的人格问题至少会涉及治疗师之外的另一个人。

1级：痛苦（人格困难）

当前，人们是使用单一维度将人格障碍的严重程度进行

第五章
共轭模型

分类的，包括人格困难（不是一种疾病，因此也不是一种正式的诊断）、轻度人格障碍、中度人格障碍和重度人格障碍。人格障碍被视为一种病症的原因之一是，患有人格障碍的人会给他人造成困扰。然而，在许多人格障碍患者看来，是他人给他们造成了困扰。这是因为人格障碍患者有人际社交功能障碍和扭曲的自我认知。

在人格障碍患者身上经常产生的一些冲突其实是完全不必要的。共轭模型提出了一个根本性问题：这里真正想要交流什么，我能把问题定义在相关的人都能理解的水平上吗？

在最低阶段的共轭模型中，总的基调是烦躁和恼怒。这在最新的 ICD-11 分类法中被描述为人格困难。人格困难其实不是一种疾病，因为它属于亚综合征，略低于疾病的程度。参与者（患者）的反应是"为什么这个人不理解我想要什么？"，而治疗师的反应则有可能是"这个人做事的方式不对，他让我很心烦"。在大多数人的生活中，这种无益的互动每周都会发生几十次。有人格困难的人会在不知不觉中激怒他人（人际功能失调），却不知道别人为什么会那样看待他（轻度的自我认知扭曲）。

这一阶段相当于第四章中社会模型所强调的，是不需要任何正式诊断的，也不需要任何正式的治疗。

2级：存在持续影响人际关系的问题（轻度人格障碍）

人格困难一般只会在某些特定的情况下表现出来。当与他人的消极互动变得越来越普遍时，所有人际关系中的问题都会变得更加严重。由于独立思考的时间越来越少，且在许多情况下存在冲突背景，这让患者更加担心。在目前的精神动力性实践中发现，尽管有许多人并不总是被认为有特定的人格问题，但他们确实属于这一类。

3级：存在非理性思维及行为（中度人格障碍）

这一级别是共轭模型中的第3阶段，患者所有功能和人际关系都出现严重问题，他们正在失去与社会的联结。此外，患者还存在与风险有关的其他问题，包括对自己和对他人的风险。令人出乎意料地是其他精神障碍往往也存在这一问题。通常包括成瘾和各种情绪障碍，比如愤怒、偏执和冲动失控等，往往也是人格驱动了这一切。

4级：行为扭曲及解体（严重人格障碍）

严重人格障碍非常罕见，除非在专业服务机构（包括法医服务机构）或监狱工作，否则大多数治疗师不会遇到这种情况。在这个阶段，患者会对自己或他人构成严重威胁，几乎不可能独立生活。

人格障碍是一种常见的精神疾病，在实践中我们常常以对此无能为力而忽视它，这是错误的。人格障碍通常会自行发生，也会随着时间的推移而发生很大的波动（Yang 等，2021），人格障碍患者是可以得到帮助的，那些受到人格障碍困扰的人可能最了解人格障碍。正如莎士比亚所说："我有一种自我会与你同在，却有一种不友善的自我自行离开，去做别人的傻瓜。"

与患者之间的互动，在评估人格问题时比评估其他精神疾病时更为重要。"为什么那句话如此冒犯我？""他为什么要这么针对我？""为什么我对这个患者如此恼火？"这些都是你必须问自己的问题。如果你不努力理解这个让人生气的人，这些问题就不会得到解决。

结论

现在，坚持读完本书的读者会明白，为什么我们仍然需要精神病学模型。因为我们需要一个指导我们工作的结构，有些人会对文中讨论的前四种模型中的一种感到满意，可能就足够了，因为患者（或来访者，如果你愿意这样称呼的话）处于这些模型界定的某一精神障碍阶段，没有必要超越它们。但是，完全停留在某一个精神障碍阶段上的人是很少的，大多数人会有波动。

作为最后一组例子，我以非常简略的形式补充了在精神卫生服务过程中可能遇到的常见问题，以及每种模型是如何解决这些问题的，见表5.2。

表5.2 书中模型的运用示例

问题类型	最佳模型	共轭模型的最佳阶段
拒绝上学（儿童）	CBT	阶段2
抑郁伴消极言行	疾病模型	阶段3和4
无确定的人生目标	精神动力学模型	阶段1、2和3
在工作中对老板有愤怒	社会模型	阶段1、2和3
抑郁性木僵	疾病模型	阶段5
被侵入妄想	疾病模型	阶段4和5

第五章
共轭模型

请你审视这些模型的同时也审视自己。哪种模型是你的舒适区,哪种模型让你完全无法接受,共轭模型是一种胡编乱造的模型还是一种答案?我希望你能通过这种不断向自己发问的方式,选出正确的方法让自己和患者(无论他们有着什么样的问题)都满意。本书旨在为你提供一个相对专业权威的视角,让你能够在躁动、折磨和哀叹的精神疾病世界中确定自己所在的位置。

术语表

适应障碍（Adjustment Disorder）：是对外部压力源的某些反应。如果压力源不存在适应障碍就不会发生。此术语不常用在精神疾病服务中，其所指代的反应却很重要。通常，这些反应不需要特殊的治疗，因为它们会自行消退，或只需要很少的额外帮助。

广场恐惧症（Agoraphobia）：也称场所恐惧症，其字面意思是对公共广场的恐惧（通常被错误地理解为对开放空间的恐惧）。这个词由德国精神病学家卡尔·韦斯特法尔（Carl Westphal）在1871年提出，来源于希腊语"agora"（市场）和"phobia"（恐惧）。这是一种恰当的描述，因为市场可能非常繁忙和狭窄（无法逃脱，即幽闭恐惧症，这是广场恐惧症者所害怕的事情之一），也可能是危险的空旷。广场恐惧症通常包括害怕乘坐公共交通工具、穿过主干道、走出家门、逛商店和超市。

失范（Anomie）：迪尔凯姆（Durkheim）描述处于这种状态的人相对缺乏明确的社会责任和道德规范，尤其被孤立、有自杀倾向的人。使用社会模型进行护理的部分目的是，通过促进个体与其亲近的、更加广泛的社会网络的互相依赖的方式消除失范，从而建立保护性联系。

原型（Archetypes）：这是来自荣格心理学的一个术语，意思是形成特定形象和物品的遗传倾向，但并不意味着直接继承图像和思想。这种天生的图像和思想倾向于以天生的预定模式组织经验。

行为治疗（Behaviour Therapy）：使用来自学习理论的方法，描述有计划的行为改变，将适应不良的行为改变为更具适应性的形式。

行为激活疗法（Behaviour Activation Therapy）：对认知疗法的行为方面进行简单的扩展，特别适用于抑郁症。

行为主义（Behaviourism）：由约翰·B. 沃森提出的术

语，用来描述作为心理科学重要组成部分的行为科学研究。

双相障碍（Bipolar Affective Disorder）：一种严重的精神疾病，以前称为躁狂抑郁精神病（Manic-depressive psychosis），有明显的情绪高涨（躁狂或轻躁狂——较轻程度的躁狂）或情绪低落（抑郁）的发作，在两种症状发作的间隔期，患者的功能是正常的。

集体无意识（Collective Unconscious）：荣格认为，这个概念在某种层面上可参考人类共享原型的定义，因为它们都属于意识的产物。

情结（Complexes）：相互作用的有意识与无意识的感觉和想法的集合。这些感觉和想法影响行为，进而影响症状。

咨询（Consultation）：（ⅰ）几乎任何谈话都算；（ⅱ）临床访谈；（ⅲ）一种特定类型的谈话，在谈话中的两个人或更多人探讨特定问题的性质，以及会有哪些可以继续推进的选项。但其重点不一定是医学或心理上的。

反条件反射（Counter-Conditioning）：将一组条件反射替换为另一组具有更高的强化水平（如广场恐惧症）的条件反射。对某些情况的恐惧被积极暴露于此类情况的侵略性取代，以证明恐惧是不合理的。

反移情（Countertransference）：参考移情（Transference）。反移情是分析师或治疗师对其患者的相应移情。它会歪曲治疗，因此帮助分析师管理反移情是训练分析的重要目标之一。

防御（Defences）：自我（ego，整合自我的感觉）通过一系列潜意识的心理机制保护自己免受来自内部或外部现实的一系列威胁。

妄想（Delusion）：一种错误信念，反对所有相反的证据。妄想分为原发性妄想和继发性妄想。原发性妄想的产生完全没有任何情绪或经验的痕迹。它与信念或事件没有任何联系，但可能与妄想情绪有关（不容易定义，可用德语 Wahnstimmung 表示，即一种对即将发生的奇怪事情感到焦虑的感觉）；继发性妄想在个人的情境中是可以理解的。

否认（Denial）：一种防御机制。例如，假装自己没有发生某些非常痛苦的事情，或者没有那么糟糕。否认有很多程度和种类，从健康的自我保护到神经症，再到某些形式的精神病，都属于这个范畴。

脱敏（Desensitization）：受试者逐渐接触令人恐惧的物

体后，焦虑/恐惧逐渐消失，通常是通过恐惧预期等级的不断上升进行的。例如，一个对狗有恐惧症的人首先能看如凯恩梗犬一样的小狗的照片了，接着就有可能看大狗的照片，之后便有可能不再惧怕在现实生活中遇到的小狗，然后是大狗。

动力学心理治疗（Dynamic Psychotherapy）：尽管不是经典的精神分析，却使用精神分析的理论和原则进行心理治疗。

循证医学（Evidence-Based Medicine）：被定义为"会认真、明确和明智地使用当前最好的证据做出对患者照护的决定"（Sackett 等，1996）。现在所有的医生都被建议使用这种方法。它完全符合逻辑，但是医生必须意识到，并不是所有患者都是一样的，适合雌鹅的酱汁不一定适合雄鹅。如果每个人对治疗的反应都是一样的，那么医疗评估和治疗的整个过程就可以交给计算机完成。因此，有时有一种替代的"循证"——基于患者证据（Patient-Based Evidence）的个体经验胜过循证医学的要求（例如，每次那个人生病时，他对 X 治疗有反应，即使 Y 治疗是针对这种情况的推荐治疗，我仍然会使用 X 治疗）。

消除（条件反应）[Extinction(of a Conditioned Response)]：

通过用不同的刺激或行为，代替强化的刺激或行为产生的条件反应。

做作性障碍（Factitious Disorder）：故意制造（假装）无明显原因的身体或精神障碍［有明显目的时，则被称为装病（malingering）］。这可能很难评估，因为这些症状也会出现在曾经有这种疾病史的人身上，因此他们非常擅长伪装（Tyrer 等人，2001）。

满灌（Flooding）：将有恐惧症的人暴露在令其恐惧的环境中，然后阻止他们逃离，使其认识到该环境其实是无害的（这是与逐渐达到相同结果的脱敏相比的）。

自由联想（Free Association）：数学家和遗传学家弗朗西斯·高尔顿（Francis Galton）是第一个使用该术语的人，他乘坐公共交通去伦敦旅游时注意到，一种心理现象向另一种心理现象（心理联想）的迁移通常不是随机的，这可以用"背景"或潜意识的联系来解释，而这些联系也只有在仔细分析之后才有可能被识别出来。弗洛伊德和其他许多人在精神分析学的发展中采纳了这一观点，被视为识别潜意识愿望的途径之一。

泛化（Generalization）：将某种反应从特定情况扩展到更多（普遍）情况的现象，这些反应源于同一个刺激源。

自知力（Insight）：在精神疾病的背景下，它通常被定义为"意识到自己生病了"。因此，"有自知力"通常表示"这个人认识到他或她所感受到的体验是精神状态的一部分，而不是客观真实的"。然而，正如安东尼·戴维（Anthony David，1990）所强调的那样，自知力比这要复杂得多。它的范围从简单的错误归因（例如，认为无线电中的声音来自外太空）到认知错误（例如，当你被告知患有性传播疾病时，你会认为自己将死于诅咒），再到系统性偏见或古怪信念（包括妄想）。几乎所有患有精神疾病的人在大多数时候都有一些自知力。这也是患者和治疗师的信念之间的一种关联形式。如果患者的观点与治疗师不同，患者就会被认为缺乏自知力，当然也有可能是治疗师错了！

内摄（Introjection）：一种将外部信息归为内部心理的过程。例如，当某人因做好了某件事而获得自信，或者他把文化或亚文化所代表的态度理所当然地当作自己的。

生活事件（Live Events）：有可能是对人生活产生重大

精神障碍模型：一个精神病学教授的批判性反思

影响的事件，并且在某种程度上独立于其他因素。可以根据当事人感知的影响程度记录重大事件的得分，例如孩子的死亡会比一些诸如在同一个城镇搬家一类的其他因素的得分高得多。

心智化（Mentalization）： 这是由贝特曼和冯纳吉（Bateman & Fonagy，2010）定义为"基于有意识的心理状态，以内隐或外显的方式对自己和他人的行为做出有意义的解释"，特别是对边缘型人格障碍可以进行基于心智化的治疗。但它与正念有很大的重叠，正念是辩证行为疗法和正念认知行为疗法的关键组成部分之一。我更喜欢把心智化定义为"相互理解的能力"，如果你能猜对别人的感受和情绪，并能识别自己的感受和情绪，那么你的心智化能力就很好。

鸟巢疗法（Nidotherapy）： 这是一种协作治疗。它包括对环境进行系统的评估和调整，以尽量减少任何形式的精神障碍对个人或社会的影响。它的名字来源于拉丁文"nidus"，意为"巢"，代表一种可以适应任何放置在内的物品形状的自然物体。在鸟巢疗法中，治疗师（环境治疗师）会通过改变社会和物理环境以提高患者的适应性，从而帮助患者摆脱精神障碍的标签。

投射（Projection）：在脑海中看到图像，以及随之而来的感觉，就好像它就是外在世界的现实。例如，在没有客观理由相信某事的发生时，便将恶意归咎于某人。

精神病学家（Psychiatrist）：心理健康方面的专家，同时也是医生，有医学学位。

精神分析（Psychoanalysis）：是弗洛伊德发展的经典、密集、长期的心理治疗方式，这个临床流派所依据的理论也称为精神分析。

心理学家（Psychologist）：研究心理的专家。这个术语包括：动物心理学家，研究其他动物高级心理功能的专家；职业心理学家，研究职业心理功能的专家；分析心理学家，通常是心理治疗师；临床心理学家，他们在心理健康问题的评估和治疗方面接受过正式培训。特许心理学家（Chartered psychologist）与之相似，但接受的培训较少。

心理治疗师（Psychotherapist）：选择某一心理治疗流派接受其专业训练并获得正式认可的人（理想情况下）。心理治疗师可能是精神病学家、心理学家，或完全是另一个职业的成员。

交互抑制（Reciprocal Inhibition）：这个术语最初由约瑟夫·沃尔普用来描述脱敏现象。

精神分裂症（Schizophrenia）：最严重的精神疾病之一，字面意思是"精神破碎"。它的特点是精神功能瓦解，主要症状有幻觉（在没有任何明显刺激的情况下，患者能体验诸如触觉、声音、视觉等一类感知）和妄想（与所有相反证据相抵触的特定错误信念）。

系统理论（Systemic Theory）：一种心理学理论及其相应的实践方法，强调互动的自我平衡（即自我纠正）过程要在人与人之间（例如在一个群体、家庭或组织中）进行，而非仅仅是在人们头脑中进行。它适用于生活在自然系统中的个体。

移情（Transference）：在相互关系（如心理治疗）中产生的感觉，患者将其归因于治疗师。例如，患者将不受欢迎的感觉变成"她（治疗师）不喜欢我"。

潜意识（心智）【Unconscious（Mind）】：我们未意识到的心智功能部分，但影响着我们的感觉、态度和行为。有影响力的潜意识可以在个人反思、梦境、某些实验情境以及动力学心理治疗和精神分析中被"恢复"。这是一个重要但难以捉摸的概念。一些理论认为,"潜意识思维"的概念刻意使用了矛盾修饰法①(即刻意运用两个互相矛盾的词来表达某种特殊含义),即使它不是一个矛盾的词项,潜意识也是生理的而不是心理的。这个问题将持续引发争论。

---

① 矛盾修饰法,即包含了两个互相矛盾的词,以至于使概念毫无意义。在这里,作者是指"潜意识"和"思维"两个内涵互相矛盾的词组合而成的"潜意识思维"这个词语并无意义。——译者注

关于作者

彼得·泰勒（Peter Tyrer）是伦敦帝国理工学院社区精神病学的名誉教授，也是林肯郡合作伙伴英国国家医疗服务体系（NHS）信托基金会的重建精神病学项目的顾问。他个性鲜明，其优点和缺点可以用一个事实来概括：自1964年以来，他一直从事临床实践，为患有精神疾病和人格障碍的患者提供治疗。在此期间，他只请过一天病假（当时他失声了）。是的，这是他的一个缺点。在有些时候，他本应该请病假的，但他没有。

彼得·泰勒还有几个独特之处，为了不让普通读者被不相关的胡话弄得眼花缭乱，我就不在这里重复了。他也是注册慈善机构NIDUS-UK的主席。该机构致力于促进环境疗法

精神障碍模型：一个精神病学教授的批判性反思

和环境调整的发展，当其他治疗精神疾病的方法失败时，这些方法对人格障碍特别有用。

这本书的前四个版本是在德里克·斯坦伯格（Derek Steinberg）协助下写的。虽然现在这个版本缺乏他的额外帮助，但是他声称自己是熟知书中所有模型的精神病学家群体中的一员，如今这个群体的人数变得越来越少。他编辑了一本关于精神病学药物治疗的教科书，接受了亨利·雷伊（Henri Rey）的培训。亨利·雷伊是一位杰出的精神分析师，对边缘性病理有着无与伦比的理解，他进行了几次认知行为疗法的试验，并且在发展环境疗法的过程中将社会模型的核心特征囊括进去。婚姻模型就是从他的这些经验中发展而来的。

书中陈述的学术理由，可以在彼得·泰勒和罗杰·马尔德（Roger Mulder）的著作《人格障碍：从证据到理解》（*Personality Disorder:From Evidence to Understanding*）（2021，剑桥大学出版社）中更加全面地找到相关论据。

请注意，适应与接纳疗法（AAT）和接纳与承诺疗法（ACT）没有任何联系，只是关于接纳的原则是相同的。

关于译者

仇剑崟：医学博士，主任医师，博士研究生导师。国际精神分析协会（IPA）认证精神分析师。国家精神疾病医学中心(上海市精神卫生中心)心理治疗学院院长，上海市精神卫生中心心理咨询与治疗部主任，中国心理卫生协会精神分析专委会主任委员，上海市心理卫生学会理事长。翻译有《战胜人格障碍》等。

吴艳茹：医学博士。上海市精神卫生中心主任医师，中国心理学会注册督导师，中国心理学会注册系统委员，中国心理卫生协会精神分析专业委员会常委，国际精神分析协会认证精神分析师，中国生命关怀协会静观专委会常委，国际聚焦协会认证聚焦培训师。著有《正念：照进乌云的阳光》。

精神障碍模型：一个精神病学教授的批判性反思

　　彭毅华，医学博士。上海市精神卫生中心心理咨询与治疗部精神动力性心理治疗师，国际精神分析协会（IPA）候选人。

　　苏珊珊，上海市精神卫生中心副主任医师、心理治疗师。中国心理卫生协会心理治疗与心理咨询专业委员会第八届青年委员，中国女医师协会第二届心身医学与临床心理专业委员会委员，中华医学会精神医学分会焦虑障碍协作组秘书。

　　陶晶，医学硕士，中级心理治疗师。上海市精神卫生中心心理咨询与治疗部副主任医师，中国心理卫生协会首批注册心理师（XXZZ-2021-656），中国心理学会临床心理学注册工作委员会注册心理师（X-21-178）。

　　赵文清，心理学硕士，中级心理治疗师。上海市精神卫生中心心理咨询与治疗部心理治疗师，中国医药教育协会心理精神健康教育委员会青年委员。

　　赵亚婷，中级心理治疗师，上海市精神卫生中心心理咨询与治疗部心理治疗师，中国心理学会注册系统注册心理师（X-21-957）。

参考文献

Adler, A.(1921).*The Neurotic Constitution:Outlines of a Comparative Individualistic Psychology* (translated from the German). London:Routledge.

Ambelas, A.(1979)Psychologically stressful events in the precipitation of manic episodes. *British Journal of Psychiatry,* 135, 15–21.

American Psychiatric Association(1994) *Diagnostic and Statistical Manual for Mental Disorders, 4th revision.* American Psychiatric Association, Washington, DC.

Aquilina, C.& Warner, P.(2004) *A Guide to Psychiatric Examination.* PasTest, Knutsford, Cheshire.

Barker, P.(1981) *Basic Family Therapy.* Granada, London.

Barton, R.& Whitehead, T.A.(1969)The gaslight phenomenon. *Lancet, i,* 1258–1260.

Bateman A, & Fonagy P.(2010). Mentalization based treatment for borderline personality disorder. *World Psychiatry*, 9, 11–15.

Bateman, A. & Fonagy, P.(2004) *Psychotherapy for Borderline Personality Disorder:Mentalization Based Treatment.* Oxford University Press, Oxford.

Beck, A.T. (1976)*Cognitive Therapy and the Emotional Disorders.*International Universities Press, New York.

Beck, A.T. (1991) *Cognitive Therapy of Personality Disorders.*Guilford Press, New York.

Beck, A.T. (2006). How an anomalous finding led to a new system of psychotherapy. *Nature Medicine,* 12, 1139–1141.

Beck, A.T., Emery, G.and Greenberg, R.(1985) *Anxiety Disorders and Phobias: a Cognitive Perspective.*Basic Books, New York.

参考文献

Beck, A.T., Davis, D.D.& Freeman, A. (2015). *Cognitive Therapy of Personality Disorders (3rd ed.)*, New York, NY, Guilford Press.

Beck, J.(1995). *Cognitive Therapy: Basics and Beyond.* Guilford Press, New York.

Bettelheim, B. (1985) *Freud and Man's Soul.*Fontana, London.

Blackburn, I. M. & Davidson, K.M.(1995) *Cognitive Therapy for Depression and Anxiety.* Blackwell Scientific, Oxford.

Blake, B. G. (1965) The application of behaviour therapy to the treatment of alcoholism.*Behaviour Research and Therapy*, 3, 75–80.

Bloom, H. (2002) *Genius.* Fourth Estate; London.

Bowlby, J.(1969) Attachment and Loss. Volume 1: Attachment. Hogarth Press, London.

Bowlby, J.(1973) *Attachment and Loss. Volume 2: Separation:* Anxiety and Anger. Hogarth Press, London.

Bowlby, J.(1980) *Attachment and Loss.Volume 3; Loss.* Hogarth Press, London.

Boyle, H. & Johnstone, L. (2020). *The Power Threat Meaning Framework.* PCCS Books, Monmouth.

Brown, G.& Harris, T. (1978)*The Social Origins of Depression.* Tavistock Publications, London.

Brown, G.W., Harris, T.o., Kendrick, T., Chatwin, J., Craig, T.K., Kelly, V. et al.(2010). Antidepressants, social adversity and outcome of depression in general practice. *Journal of Affective Disorders,* 121, 239–246.

Brown, G.W.(2002). Measurement and the epidemiology of childhood trauma.*Seminars in Clinical Neuropsychiatry,* 7, 66–79.

Brown, G.W.& Birley, J.L.T.(1968) Crises and life events and the onset of schizophrenia.*Journal of Health and SocialBehaviour,* 9, 203–214.

Brown, J.A.C. (1961)*Freud and the Post-Freudians.* PenguinBooks, Harmondsworth.

Bullmore, E.(2019). *The Inflamed Mind:A Radical New Approach to Depression.* Short Books, London.

Burns, T., Yeeles, K., Molodynski, A., Nightingale, H., Vazquez-Montes, M., Sheehan, K., et al.(2011). Pressures to adhere to treatment ('leverage') in English mental healthcare. *British Journal of Psychiatry,* 199, 145–150.

Bursten, B. (1979) Psychiatry and the rhetoric of models. *American Journal of Psychiatry*, 136, 661–665.

Cannon, J.(2019). *Breaking &Mending:A junior doctor's stories of compassion & burnout.* Wellcome Collection: London.

Carlsson, A. &Lindqvist, M.(1963). Effect of chlorpromazine or haloperidol on formation of 3-methoxytyramine and normetanephrine in mouse brain.*Acta Pharmacologica et Toxicologica,* 20, 140–144.

Carroll, B.J., Martin, F.I., & Davies, B.(1968). Resistance to suppression by dexamethasone of plasma 11-O.H.C.S. *levels in severe depressive illness. British Medical Journal*, 3, 285–287.

Casey, P.& Kelly, B. (2019).*Fish's Clinical Psychopathology:*

Signs and Symptoms in Psychiatry, 4th Edition. Cambridge University Press, Cambridge.

Cooper, B.& Sylph, J.(1973) Life events and the onset of neurotic illness: an investigation in general practice.*Psychological Medicine,* 3, 421–435.

Cooper, D.(1967). *Psychiatry and Anti-Psychiatry.*Tavistock Publications, London.

Craddock, N., & Owen M.J.(2005). The beginning of the end for the Kraepelinian dichotomy. *British Journal of Psychiatry,* 186, 364–366.

Craddock, N., Antebi, D., Attenburrow, M.J., Bailey, A., Carson, A., Cowen, P., et al. (2008). Wake-up call for British psychiatry.*British Journal of Psychiatry,* 193, 6–9.

Dallos, R.(2015). *An introduction to family therapy:systemic therapy and practice.* Open University Press.

Damasio, A.(1999) *The Feeling of What Happens: Body, Emotion and the Making of Consciousness.*Heinemann, London.

David, A.S.(1990) Insight and psychosis.*British Journal of*

Psychiatry, 156, 798–808.

Davidson, K.M.& Tyrer, P.(1996). Cognitive therapy for antisocial and borderline personality disorder: single case study series. *British Journal of Clinical Psychology*, 35, 413–429.

Davidson, K.M., Tyrer, P., Norrie, J., Palmer, S.J., & Tyrer, H.(2010).Cognitive therapy v.usual treatment for borderline personality disorder: prospective 6-year follow-up. *British Journal of Psychiatry*, 197, 456–462.

Doll, R.& Bradford Hill, A.(1950).Smoking and carcinoma of the lung: a preliminary report. *British Medical Journal*, 2, 739–748.

Durkheim, E.(1897) *Le Suicide*.Alcan, Paris.

Edwards, S.J.L., Lilford, R.J.& Hewison, J(1998). The ethics of randomised controlled trials from the perspectives of patients, the public, and healthcare professionals.*British Medical Journal,* 317, 1209–1212.

Ekers, D., Richards, D., McMillan, D., Bland, J. M., & Gilbody, S. (2011). Behavioural activation delivered by the nonspecialist: phase II randomised controlled trial.*British Journal of Psychiatry*, 198, 66–72.

Ellenberger, H.F. (1970) *The Discovery of the Unconscious*. Allen Lane, London.

Ellis, A.(1962) *Reason and Emotion in Psychotherapy*. Stuart, New York.

Ellis, A.(1995) Changing rational-emotive therapy (RET) to rational emotive behavior therapy (REBT). *Journal of Rational-Emotive and Cognitive-Behavior Therapy*, 13, 85–90.

Emmelkamp, P. M. G. and Kuipers, A. C. M.(1979) Agoraphobia: a follow-up study 4 years after treatment.British Journal of Psychiatry, 134, 352–355.

Engel, G.(1977). The need for a new medical model: a challenge for biomedicine. *Science*, 196, 129–136.

Evans, M.D., Hollon, S. D., DeRubeis, R. J., Piasecki, J. M., Grove, W. M., Garvey, M. J. et al.(1992) Differential relapse following cognitive therapy and pharmacotherapy for depression. Archives of General Psychiatry, 49, 802–808.

Evans, P.(1972) Henri Ey's concepts of the organisation of consciousness and its disorganisation:an extension of Jacksonian theory.*Brain,* 95, 413–440.

Faris, R.E.L., &Dunham, H.W.(1939).*Mental Disorders in Urban Areas:An Ecological Study of Schizophrenia and Other Psychoses.* University of Chicago Press, Chicago.

Finlay-Jones, R.& Brown, G.W. (1981) Types of stressful life events and the onset of anxiety and depressive disorders. *Psychological Medicine,* 11, 803–815.

Fonagy, P.(2001). *Attachment theory and psychoanalysis.* New York, NY: Other Press.

Foulds, G.A. (1965). *Personality and Personal Illness.* Tavistock, London.

Foulds, G. A. & Bedford, A.(1975). Hierarchy of classes of personal illness. *Psychological Medicine,* 5, 181–192.

Frances, A.(2013). *Saving normal:an insider's revolt against out-of-control psychiatric diagnosis, DSM-5, big pharma, and the medicalization of ordinary life.* William Morrow, New York.

Freeman, C. P., Barry, F., Dunkeld-Turnbull, J. & Henderson, A. (1988). Controlled trial of psychotherapy for bulimia nervosa. *British Medical Journal*, 296, 521–525.

Freud, A. (1936) *The Ego and the Mechanisms of Defence.* London:Hogarth Press.

Freud, S.(1954). *The Interpretation of Dreams,* trans. J. Strachey. George Allen and Unwin, London.

Galen(192). *De temperamentis.*(ed. P. N. Singer, trans P. J. van der Eijk). Cambridge University Press.

Ghodse, A.H.and Maxwell, D.(1990)*Substance Misuse and Dependence: An Introduction for the Caring Professions.* Macmillan, London.

Giddens, A.(1972) *Emile Durkheim; Selected Writings.* Cambridge University Press, London.

Gottesman, I.I. & Gould, T.D.(2003).The endophenotype concept in psychiatry: etymology and strategic intentions. *American Journal of Psychiatry*, 160, 636–645.

Granholm, E.L., McQuaid, J.R., Holden, J.L., Mueser,

K.T.&Bellack. A.S. (2016). *Cognitive-Behavioral Social Skills Training for Schizophrenia: A Practical Treatment Guide.* Guilford, New York.

Graves, T.C.(1940). Diphasic vascular variation in the treatment of mental inefficiency arising from a common somatic cause.*Journal of Mental Science*, 86, 751–766.

Gregory, S., Shawcross, C. R. & Gill, D.(1985) The Nottingham ECT study: a double-blind comparison of bilateral, unilateral and simulated ECT in depressive illness.*British Journal of Psychiatry,* 146, 520–524.

Hamilton, P. (1938) *Gaslight.* Constable, London.

Harrison, P.J. (2004). The hippocampus in schizophrenia:a review of the neuropathological evidence and its pathophysiological implications. *Psychopharmacology,* 174, 151–162.

Hayes, S.(2019). *A liberated mind: the essential guide to ACT.* Vermilion: London.

Herman, J. L., Perry, J. C., & Van der Kolk, B. A.(1989). Childhood trauma in borderline personality disorder.*American

Journal of Psychiatry, 146, 490–495.

Hinshelwood, R.D.(1994). *Clinical Klein*. London: Free Association Books.

Holmes, T.H.& Rahe, R.H.(1967) The social readjustment rating scale. *Journal of Psychosomatic Research*, 11, 213–218.

Home Office and Department of Health(1999).*Managing dangerous people with severe personality disorder: proposals for policy development.* Department of Health, London.

Hunter, R.(1973) Psychiatry and neurology:psychosyndrome or brain disease? *Journal of the Royal Society of Medicine,* 66, 359–364.

Insel, T.R.(2014). The NIMH Research Domain Criteria (RDoC) Project: precision medicine for psychiatry. *American Journal of Psychiatry,* 171, 395–397.

James, W. (1884). *What is an emotion? Mind,* 9, 188–205.

Jarman, B., Hirsch, S., White, P.& Driscoll, R.(1992) Predicting psychiatric admission rates.*British Medical Journal,* 304, 1146–1151.

Jaspers, K.(1963). *General Psychopathology*. Translated by Hoenig, J.and Hamilton, M.W. University Press, Manchester.

Harrison, G.(2004). The hippocampus in schizophrenia; a review of the neuropathological evidence and its pathophysiological implications. *Psychopharmacology,* 174, 151–162.

Jennings, S.(1983) *Creative Therapy*. Kemble Press, Banbury.

Johnson, D.A., Ludlow, J.M., Street, K.&Taylor, R.D.(1987). Double-blind comparison of half-dose and standard-dose flupenthixol decanoate in the maintenance treatment of stabilised out-patients with schizophrenia, British Journal of Psychiatry, 151, 634–638.

Johnstone L, & Boyle, M(2020). The Power Threat Meaning Framework: *Towards the identification of patterns in emotional distress, unusual experiences and troubled or troubling behaviour as an alternative to functional psychiatric diagnosis*. London, British Psychological Society.

Jones, K., Wilkinson, G.&Craig, T.K.(1991) The 1978

Italian mental health law–a personal evaluation: a review. *British Journal of Psychiatry,* 159, 556–561.

Jung, C.G.(1935) *Analytical Psychology:Its Theory and Practice.* Tavistock Lectures:*in Collected Works, Volume 18.* Routledge &Kegan Paul, London.

Keown, P., McBride, O., Twigg, L., Cepaz-Keay, D.Cyhlarova, E., Parsons, H.et al (2016). Rates of voluntary and compulsory psychiatric in-patient treatment in England: an ecological study investigating associations with deprivation and demographics. *British Journal of Psychiatry,* 209, 157–161.

Kendell, R.(1975). *The Role of Diagnosis in Psychiatry.* London, Blackwell.

Kendell, R. E. (1991). The major functional psychoses:are they independent entities or part of a continuum? In Kerr A &McClelland H. *Concepts of mental illness:a continuing debate,* pp.1–16. London:Gaskell.

Kessler, R.C., McLaughlin, K.A., Green, J.G., Gruber, M. J., Sampson.N. A., Zaslavsky, A. M., et al (2010). Childhood adversities and adult psychopathology in the WHO WorldMental Health Surveys, *British Journal of Psychiatry*, 197, 378–385.

Kinderman, P.(2005). A psychological model of mental disorder. *Harvard Review of Psychiatry*, 13, 206–217.

Kingdon, D.and Turkington, D. (1993) *Cognitive Therapy in Schizophrenia.* Guilford Press, New York.

Knox, J.(2003) *Archetype, Attachment, Analysis*.Brunner-Routledge, London.

Kreisman, J.&Straus, H.(1991). *I hate you, don't leave me:understanding the borderline personality.* Avon, New York.

Kuyken, W., Byford, S., Taylor, R.S., Watkins, E., Holden, E., White, K., et al.(2008). Mindfulness-based cognitive therapy to prevent relapse in recurrent depression. *Journal of Consulting and Clinical Psychology*, 76, 966–978.

Levine, A.&Heller, R.(2019).*Attached:are you anxious, avoidant or secure*? London, Bluebird.

Lieberman, J.& Ogas, O.(2015).*Shrinks:The Untold Story of Psychiatry*. Weidenfeld & Nicolson, New York.

Lindemann, E.(1944). Symptomatology and management of acute grief.*American Journal of Psychiatry*, 101, 141–148.

Linehan, M. M., Dimeff, L. A., Reynolds, S. K., Comtois, K. A., Welch, S. S., Heagerty, P., et al (2002) Dialectical behavior therapy versus comprehensive validation therapy plus 12-stcp for the treatment of opioid dependent women meeting criteria for borderline personality disorder. *Drug and Alcohol Dependence,* 67, 13–26.

Lund, C.K.& Gardiner, A.Q. (1977)The gaslight phenomenon-an institutional variant. *British Journal of Psychiatry,* 131, 533–534.

Ma, S.H., & Teasdale, J.D. (2004). Mindfulness-based cognitive therapy for depression: replication and exploration of differential relapse prevention effects. *Journal of Consulting and Clinical Psychology*, 72, 31–40.

MacAlpine, I. & Hunter, R.(1969)*George III and the Mad-Business*. Allen Lane, London.

Malla, A., Joober, R., & Garcia, A. (2015) Mental illness

is like any other medical illness: a critical examination of the statement and its impact on patient care and society. *Journal of Psychiatry and Neuroscience*, 40, 147–150.

McCabe, R.(2004). On the inadequacies of Theory of Mind explanations of schizophrenia: alternative accounts of alternative problems. *Theory & Psychology,* 14, 738–752.

McNally, R. J.(2005). Debunking myths about trauma and memory. *Canadian Journal of Psychiatry,* 50, 817–822.

McWhorter, J. (2021).*Woke Racism:How a New Religion has Betrayed Black America.* Penguin, London.

Middleton, H. & Moncrieff, J.(2019). *Critical psychiatry:a brief overview. BJPsych Advances* 25, 47–54.

Morey, L.C.(1985). A comparative validation of the Foulds and Bedford hierarchy of psychiatric symptomatology.*British Journal of Psychiatry,* 146, 424–428.

Morey, L. C.(1987).The Foulds hierarchy of personal illness:*A review of recent research. Comprehensive Psychiatry,* 28, 159–168.

Morgan, V.A., Croft, M.L., Valuri, G.M., Zubrick, S.R., Bower, C., McNeil, T.F., et al.(2012).Intellectual disability and other neuropsychiatric outcomes in high-risk children of mothers with schizophrenia, bipolar disorder and unipolar major depression. *British Journal of Psychiatry*, 200, 282 289.

Mulder, C.L., Uitenbroek, D., Broer, J., Lendemeijer, B., van Veldhuizen, J. R., van Tilburg, W., et al(2008). Changing patterns in emergency involuntary admissions in the Netherlands in the period 2000–2004.*International Journal of Law and Psychiatry*, 31, 331–336.

Murray, R. M., (2017). Mistakes I have made in my research career. *Schizophrenia Bulletin*, 43, 253–256.

Murray, R. M. & Fearon, P.(2007). Searching for racists under the psychiatric bed: commentary on institutional racism in psychiatry. *Psychiatric Bulletin,* 10, 365–366.

Nasser Ghaemi, S.(2009). the rise and fall of the biopsychosocial model. *British Journal of Psychiatry*, 195, 3–4.

Newton-Howes, G. & Mullen, R.(2011). Coercion in

psychiatric care: systematic review of correlates and themes. *Psychiatric Services,* 62, 465–470.

Oddie, B.(2008). *One Flew Into The Cuckoo's Egg.* Hodder, London.

Owen, C., Tarantello, C., Jones, M.and Tennant, C.(1998). Lunar cycles and violent behaviour. *Australian and New Zealand Journal of Psychiatry,* 32, 496–499.

Owen, M.J.(2012). Intellectual disability and major psychiatric disorders: a continuum of neurodevelopmental causality.*British Journal of Psychiatry,* 200, 268–269.

Owen, M.J., O'Donovan, M.C., Thapar, A., & Craddock, N.(2011).Neurodevel-opmental hypothesis of schizophrenia. *British Journal of Psychiatry,* 198, 173–175.

Parkes, C M., Benjamin, B. and Fitzgerald, R.G.(1967) Broken heart:a statistical survey of increased mortality among widowers. *British Medical Journal,* 1, 740–743.

Patience, D.D., Blackwood, D.H.R., McCollK E.L., & Moore, M.R.(1994). Acute intermittent porphyria and mental illness-a family study. *Acta Psychiatric a Scandinavica,* 89, 262–267.

Pavlov, I.P.(1927) *Conditioned Reflexes.* Oxford University Press, London.

Pavlov, I.P.(1941)*Conditioned Reflexes and Psychiatry.* International Publishers, New York.

Paykel, E.S., Myers, J.K., Diendelt, M.N., Klerman, G.L., Lindenthal, J.J. & Pepper, M.P.(1969) Life events and depression: a controlled study. *Archives of General Psychiatry,* 21, 753–760.

Paykel, E.S., Prusoff, B. A. and Uhlenhuth, E.H.(1971) Scaling of life events. *Archives of General Psychiatry,* 25, 340–347.

Perry, A., Tarrier, N., Morriss, R., McCarthy, E.& Limb, K (1999) Randomised controlled trial of efficacy of teaching patients with bipolar disorder to identify early symptoms of relapse and obtain treatment. *British Medical Journal*, 318, 149–153.

Phillips, A.(2012) *Adam Phillips: a life in writing.*

Interviewed by Susanna Rustin, 1st June, 2021, The Guardian.

Popper, K(1963)*Conjecture and Refutations: The Growth of Scientific Knowledge.* Routledge & Kegan Paul, London.

Porges, S.W.(2009). The polyvagal theory: new insights into adaptivereactions of the autonomic nervous system.*Cleveland Clinic Journal of Medicine*, 76, supplement 2, s86–s90.

Proudfoot, J., Goldberg, D., Mann, A., Everitt, B., Marks, I., and Gray, JA (2003)Computerized, interactive, multimedia cognitive-behavioural program for anxiety and depression in general practice. *Psychologi-cal Medicine,* 33, 217–227.

Ramsden, J., Prince, S. and Blazdell, J.(eds)(2020).*Working Effectively with 'Personality Disorder': Contemporary and Critical Approaches to Clinical and Organisational Practice.* Pavilion, West Sussex.

Ritscher, J.E.B., Warner, V., Johnson, J.G.& Dohrenwend, B.P.(2001) Inter-generational longitudinal study of social class and depression: a test of social causation and social selection models. *British Journal of Psychiatry,* 178, 84–90.

Roland, M., Everington, S., & Marshall, M.(2020). Social prescribing-transforming the relationship between physicans and their patients.*New England Journal of Medicine*, 383, 97–99.

Rose, H. and Rose, S.(eds) (2000). *Alas, Poor Darwin. Arguments against Evolutionary Psychology.* RadcliffePublishing, Abingdon.

Roth, A., & Fonagy, P.(2006).What works for whom? *A critical review of psychotherapy research*, 2nd edition. Guilford, New York.

Royal College of Psychiatrists and National Institute for Mental Health in England (2005). *New Ways of Working for Psychiatrists: Enhancing Effective, Person-centred Services through New Ways of Working in Mult-idisciplinary and Multi-agency Contexts. Final Report 'But Not the End of the Story'.* Department of Health, London.

Rutter, M.& Gould, M.(1985) Classification.In (Rutter, M.& Hersov, L.eds) Child & Adolescent Psychiatry-Modern Approaches. Blackwell Scientific Publications, Oxford.

Ryle, A.(1997)The structure and development of borderline personality disorder: a proposed model. *British Journal of Psychiatry,* 170, 82–87.

Sackett, D. L., Rosenberg, W. M. C., Muir Gray, J. A., Haynes, R. B. & Richardson, W. S.(1996) Evidence based medicine: what it is and what it isn't. *British Medical Journal*, 312, 71–72.

Salkovskis, P. M.(2002) Empirically grounded clinical interventions: cognitive-behavioural therapy progesses through a multi-dimensional approach to clinical science. *Behavioural and Cognitive Psychotherapy,* 30, 3–9.

Salkovskis, P. M., & Hackmann, A.(1997). Agoraphobia. In G. C. L. Davey (ed), *Phobias: A Handbook of Theory, Research and Treatment,* pp. 27–62. Wiley, Chichester.

Sargant, W. and Slater, E.(1954) *An Introduction to Physical-Methods and Treatment in Psychiatry.* Livingstone, Edinburgh.

Scadding, J. G.(1967) Diagnosis: the clinician and the computer. *Lancet*, 290, 877–882.

Schmaling, K. B., Fruzzetti, A. E. & Jacobson, N. S.(1989)

Marital problems. In(K. Hawton, P. M. Salkovskis, J. Kirk and D. M. Clark (eds)), *Cognitive Behaviour Therapy for Psychiatric Problems*, pp.339–369. Oxford Medical, Oxford.Scull, A. American psychiatry in the new millennium: a criticalappraisal. *Psychological Medicine, First View*, pp.1–9.Doi.org/101017/S0033291711001975.

Segerstråle, U.(2000).*Defenders of the Truth:The Sociobiology Debate*. Oxford University Press, Oxford.

Shaw, G.B.(1932) *The Adventures of the Black Girl in Her Search for God*. Constable, London.

Shergill, S.S., Brammer, M.J., Amaro, E., Williams, S.C.R., Murray, R.M.& McGuire, P.K.(2004). Temporal course of auditory hallucinations. *British Journal of Psychiatry,* 185, 516–517.

Siegler, N.and Osmond, H.(1974)*Models of Madness: Models of Medicine*. Macmillan, New York.

Skinner, B.F.(1972)Beyond Freedom and Dignity.Jonathan Cape, London.

Smith, C. G. & Sinanan, K.(1972) The'gaslight phenomenon'reappears. *British Journal of Psychiatry,* 120, 685–686.

Smulevich, A.B.(1989). Sluggish schizophrenia in the modern classification of mental illness.*Schizophrenia Bulletin,* 15, 533–539.

Snezhnevsky, A.V.(1968). The symptomatology, clinical forms and nosology of schizophrenia, *in Modern perspectives in World Psychiatry,* Edited by Howells JG. Edinburgh, Oliver and Boyd, pp 425–447.

Steinberg, D.(1992)Consultative work in child and adolescent psychiatry. *Archives of Disease in Childhood,* 67, 1302–1305.

Steinberg, D. (2006). *Consciousness Reconnected: Missing LinksBetween Self, Neuroscience, Psychology and the Arts.* CRC Press.

Stevens, A.(2002) *Archetypes Revisited.* Brunner-Routledge, London.

Stevens, A.&Price, J.(1996)*Evolutionary Psychiatry.* Routledge, London.

Sulloway, F.J.(1979). Freud:Biologist of the Mind. André Deutsch, London.

Szasz, T.S.(1961)*The Myth of Mental Illness.* Harper & Row, New York.

Szasz, T.(2009).Antipsychiatry:Quackery Squared.Syracuse University Press, Syracuse.

Tansella, M.& Williams, P.(1987) The Italian experience and its implications. *Psychological Medicine,* 17, 283–289.

Thomson, M.(1989) *On Art and Therapy.* Virago, London.

Timimi, S. (2021). Insane Medicine: *How the Mental Health Industry Creates Damaging Treatment Traps and How you can Escape Them.* Independently published.

Totman, R.(1979) *Social Causes of Illness.* Souvenir Press, London.

Twain, M.(1905). *The War Prayer.* Independently published.

Tyrer, H.(2013). Tackling Health Anxiety: a CBT Handbook. RCPsych Press, London.

Tyrer, P.(1976). The Role of Bodily Feelings in Anxiety.

Maudsley Monograph No. 23. Oxford University Press, London.

Tyrer, P.(2001) The case for cothymia: mixed anxiety and depression as a single diagnosis. *British Journal of Psychiatry,* 179, 191–193.

Tyrer, P.(2002) Nidotherapy: a new approach to the treatment of personality disorder. *Acta Psychiatrica Scandinavica,* 105, 469–471.

Tyrer, P.(2009), *Nidotherapy: harmonising the environment with the patient.* RCPsych Press, London.

Tyrer, P.(2022). Neurosis: *understanding common mental illness.* Cambridge University Press, Cambridge.

Tyrer, P.J.& Lader, M.H.(1974). Response to propranolol and diazepam in somatic and psychic anxiety. *British Medical Journal,* 2, 14–16.

Tyrer, P., & Bajaj, P.(2005) Nidotherapy: making the environment do the therapeutic work. *Advances in Psychiatric Treatment,* 11, 232–238.

Tyrer, P.&Tyrer, H.(2018). *Nidotherapy:harmonising the*

environment with the patient, 2nd edition. Cambridge University-Press, Cambridge.

Tyrer, P., & Boardman, J.(2020). Refining social prescribing in the UK. *Lancet Psychiatry,* 7, 831–832.

Tyrer, P. & Tyrer, S.(1974) School refusal, truancy and neurotic illness. *Psychological Medicine,* 4, 416–421.

Tyrer, P., Emmanuel, J., Babidge, N., Yarger, N.& Ranger, M.(2001) Instrumental psychosis: the syndrome of the Good Soldier Svejk. *Journal of the Royal Society of Medicine,* 94, 22–25.Also reprinted in Czech: *Ucelová psychóza: syndrom Dobrého vojáka Svejka. Psychiatrie: casopis pro modernípsychiatrii,* 3, 151–155.

Tyrer, P., Sensky, T., & Mitchard, S.(2003) The principles of nidotherapy in the treatment of persistent mental and personality disorders. *Psychotherapy and Psychosomatics,* 72, 350–356.

Tyrer, P., Duggan, C., Cooper, S., Crawford, M., Seivewright, H., Rutter, D., et al (2010). The successes & failures of the DSPD experiment: the assessment & management of severe personality disorder. Medicine, Science & the Law, 50, 95–99.

Tyrer P, Mulder R, Kim Y-R & Crawford MJ.(2019). The development of the ICD-11 classification of personality disorders: an amalgam of science, pragmatism and politics.*Annual Review of Clinical Psychology*, 15, 481–502.

Tyrer P, Mulder R, Newton-Howes G & Duggan C.(2021). Galenic syndromes: combinations of mental state and personality disorders too closely entwined to be separated.*British Journal of Psychiatry* (in press, first view January 2022).

Van der Kolk, B.(2015). *The Body Keeps the Score: Mind, Brain and Body in the Transformation of Trauma*. Penguin, London.

Van Voren, R.(2010). Political abuse of psychiatry-an historical overview. *Schizophrenia Bulletin*, 36, 33–35.

Vaughn, C.E.& Leff, J.P.(1973)The influence of family and social factors on the course of psychiatric illness:a comparison of schizophrenic and depressed neurotic outpatients.*British Journal of Psychiatry,* 129, 125–137.

Veale, D.(2008).Behavioural activation for depression. *BJPsych Advances*, 14, 29–36.

Ward, M. J.(1947). *Snake Pit*. Cassell, London

Watson, J. B.(1913) Psychology as the behaviorist views it. *Psychological Review,* 20, 158–177.

Watson, J.B. and Rayner, R.(1920) Conditioned emotional reactions. *Journal of Experimental Psychology,* 3, 1–14.

Weich, S., Blanchard, M., Price, M., Burton, E., Erens, B.& Sproston, K.(2002) Mental health and the built environment:cross-sectional survey of individual and contextual risk factors for depression. *British Journal of Psychiatry,* 180, 428–433.

Werberloff, N., Thygesen, J.H., Hayes, J.F., Johnson, S.& Osborn, D.P. J.(2021). Childhood sexual abuse in patients with severe mental illness:Demographic, clinical and functional correlates. *Acta Psychiatric a Scandinavica,* 14, 495–502.

Wilson, P.(1986)Individual psychotherapy in a residential setting. *In The Adolescent Unit:*(ed. Steinberg, D). Wiley,

Chichester.

Winnicott, D. W.(1974). *Playing and Reality.* Penguin, Harmondsworth.

Winnicott, D. W.(1991). *Human Nature.* Free Association Books, London.

Wolpe, J.(1958)*Psychotherapy by Reciprocal Inhibition.* Stanford University Press, Stanford, CA.

World Health Organization (1992).*International Classification of Diseases,* 10th edn. WHO, Geneva.

World Health Organisation (2022).*International Classification of Diseases, 11th edition.* WHO, Geneva.

Wyss, D.(1966)Depth Psychology: *A Critical History.* George Allen and Unwin, London.

Yang M, Tyrer H, Johnson T & Tyrer P (2021). Personality change in the Nottingham Study of Neurotic Disorder:30year cohort study. *Australian and New Zealand Journal of Psychiatry, Jul 10*: 48674211025624. doi:10.1177/00048674211025624.

Young, J.E.(1994)*Cognitive Therapy for Personality*

Disorders:A Schema-focused Approach, revised edition. Practitioner's Resource Series. Professional Resource Press, Sarasota, FL.